中医药文化精品丛书

丛书主编 董明培

中医体质之辨

——疾病的自我诊断与体质辨识

编　著　王又闻　胡　蓉　孙增坤
　　　　黄　辉　张　阳

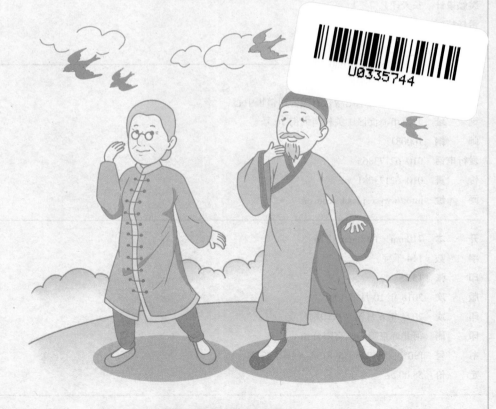

中国科学技术出版社

·北京·

图书在版编目（CIP）数据

中医体质之辨：疾病的自我诊断与体质辨识 / 王又闻等编著 . —北京：中国科学技术出版社 , 2018.10（2024.6 重印）
（中医药文化精品丛书 / 董明培主编）
ISBN 978-7-5046-8154-6

Ⅰ . ①中⋯ Ⅱ . ①王⋯ Ⅲ . ①体质—关系—养生（中医）Ⅳ . ① R212

中国版本图书馆 CIP 数据核字（2018）第 225297 号

策划编辑	焦健姿　黄　辉
责任编辑	黄维佳
装帧设计	长天印艺
责任校对	龚利霞
责任印制	徐　飞

出　　版	中国科学技术出版社
发　　行	中国科学技术出版社有限公司销售中心
地　　址	北京市海淀区中关村南大街 16 号
邮　　编	100081
发行电话	010-62173865
传　　真	010-62173081
网　　址	http://www.cspbooks.com.cn

开　　本	710mm×1000mm　1/16
字　　数	194 千字
印　　张	15.75
版　　次	2018 年 10 月第 1 版
印　　次	2024 年 6 月第 2 次印刷
印　　刷	河北环京美印刷有限公司
书　　号	ISBN 978-7-5046-8154-6 / R · 2319
定　　价	58.00 元

（凡购买本社图书，如有缺页、倒页、脱页者，本社销售中心负责调换）

丛书编委会

学术顾问 李济仁（国医大师）

名誉主编 余德志　高开焰　王　键

主　　编 董明培

执行主编 黄　辉

编　　委（以姓氏笔画为序）

王又闻（上海中医药大学）

王化猛（安徽省涡阳县人民医院）

王松涛（安徽省中医文献所）

王金山（安徽中医药大学第一附属医院）

王继学（安徽省中医药管理局）

王惟恒（安徽省怀宁县血防站）

牛淑平（安徽中医药大学）

任　何（安徽省中医文献所）

孙克勤（安徽省青阳县中医院）

杨　骏（安徽中医药大学第一附属医院）

杨永晖（安徽中医药大学第三附属医院）

肖　锋（安徽省中医药管理局）

吴振宇（安徽省中医药管理局）

侯　勇（安徽中医药大学第一附属医院）

徐经凤（安徽省中医药学会）

黄　辉（安徽中医药大学）

黄学勇（安徽中医药大学附属针灸医院）

董明培（安徽省卫生计生委员会、安徽省中医药管理局）

蒋宏杰（安徽中医药大学）

储浩然（安徽中医药大学附属针灸医院）

潘心乾（安徽省马鞍山老年医学研究所）

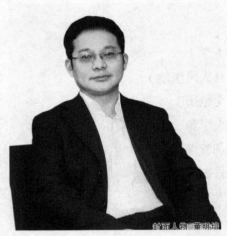

封面人物 董明培

　　董明培，男，1963年10月生，医学硕士，皖南医学院特聘教授。先后任安徽省卫生厅医政处处长、省中医药管理局局长、省卫生计生委副主任等职务，并兼任安徽省中医药学会顾问、安徽省医院管理协会副会长、《世界中医药》杂志理事会副理事长等职务，多次参加国内外学术交流并应邀作专题讲座，发表相关理论文章十余篇，组织编撰《安徽国医名师临证精粹》，参与编写《卫生管理学》教材及《现代中医临床实用技术》，在医院管理、医药卫生改革和中医药文化建设等领域具有较高的理论水平和学术造诣。

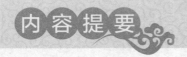

内容提要

　　本书为中医药文化精品丛书之一，分五篇对中医体质辨识和养生内容进行了介绍。四诊篇简要介绍了中医望闻问切的看病方法，为读者进行自我体质辨识奠定了基础；体质篇针对不同性别和年龄层详细讲述了中医体质的分类、表现及易感疾病，帮助人们认识自己的体质，并在饮食、运动、精神、药物及经络保健等方面给予指导，达到防病治病的目的；辨识篇介绍了一些便捷的自我诊查方法，帮助人们通过对自身不同部位常见的症状、体征进行观察和辨识，洞悉身体的变化及其意义；病情篇选取当下内、外、妇、儿等临床各科常见病为讨论对象，分析体质因素与发病相关机制，通过解读使读者进一步了解某些疾病的诊断和治疗，扭转既往认知误区，真正做到心中有数；养生篇用通俗易懂的语言系统整理了常见九种体质的整体特征、体质特点、辨识方法，每种体质的养生调理方法又包括调理原则、饮食宜忌、常用中药、成方成药、针灸配穴、适宜茶饮、运动起居、情志调整等一系列内容。读者可参考辨识方法判断自己的体质类型，再根据养生调理建议进行纠治，兼具实用、方便和操作性。本书内容通俗浅显，所述的养生保健之法可操作性强，适合普通百姓日常体质辨识和中医药爱好者阅读参考。

前　言

　　中医药是中华先祖留给我们后人的一份丰厚的科技文化遗产。从 2006 年起，先后有三批共 21 项中医药项目列入我国《国家级非物质文化遗产名录》；2010 年 11 月针灸被联合国教科文组织列入《人类非物质文化遗产代表作名录》，同年 5 月《黄帝内经》《本草纲目》入选《世界记忆遗产名录》。2015 年 10 月中国科学家屠呦呦因发现抗疟成分青蒿素，而获得诺贝尔生理学或医学奖，就得益于晋代《肘后备急方》的记述；2016 年 4 月科技部、中宣部颁布的《中国公民科学素质基准》将天人合一、阴阳五行纳入其中；2016 年 12 月《中华人民共和国中医药法》颁布。可以说，中医药是中华传统文化中最有价值、最具代表性的精华内容之一，是中华文化软实力的重要组成部分。为了贯彻落实党和国家扶持中医药发展的方针政策，宣传中医药科技文化内涵，传授和推广中医药养生保健、防病治病的方法，满足城乡居民对中医药知识的需求，承蒙国家中医药管理局立项支持，我们组织专家编撰了一套权威可靠、科学准确、通俗易懂、简便易学并且具有自主知识产权的中医药文化精品丛书，本书就是这套丛书的自我辨识诊断之作。

　　本册书分四诊、体质、辨识、病情、养生五篇，重点针对不同性别和年龄段详细讲述了中医体质的分类、表现及易感疾病，帮助人们认识自己的体质，并在饮食、运动、精神、药物及经络保健等方面给予指导，达到防病治病的目的。同时还介绍了一些便捷的自我诊查方法，帮助人们通过对自身不同部位常见的症状、体征进行观察和辨识，洞悉身体的变化及其意义。病情篇更是选取了当下内、外、妇、儿等临床各科常见疾病作为讨论对象，分析体质因素与发病相关机制并予以解读，使读者进一步了解某些疾病的诊断和治疗，扭转既往认知误区，真正做到心中有数。养生篇用通俗易懂的语言系统整理了常见九种体质的整体特征、体质特点、辨识方法，每种体质的养生调理方法又包括调理原则、饮食宜忌、常用中药、成方成药、针灸配穴、适宜茶饮、运动起居、情志调整等一系列内容。读者可参考辨识方法判断自己的体质类型，再根据养生调理建议进行纠治，兼具实用性、便捷性和可操作性。内容通俗浅显，充分体现了中医识体辨证的文化内涵。

　　"文化是民族的血脉，是人民的精神家园"，十九大明确要求"推动中华优秀传统文化创造性转化、创新性发展"，"培育和践行社会主义核心价值观"，而中医药正是建设社会主义核心价值体系、建立中华民族共有精神家园的重要内容，推进中医药文化建设也正是满足人民群众健康和文化需求的必然选择。我们在策划编撰中医药文化精品丛书时，就提出了权威性、系统性、实用性、趣味性、特色性的高标准，要求丛书既要品位高雅、权威科学，又要风趣幽默、雅俗共赏，具有亲和力和普适性，要面向大众、紧密结合群众养生防病的生活实际，生动形象地介绍中医药文化科普知识。我们希望，这套丛书能够切实推动中医药健康文化的创造性转化、创新性发展，为老百姓提供喜闻乐见，看得懂、学得会、用得上的中医药知识，能够为广大人民群众认识世界打开一扇新的窗口，能够为人们的思维插上一双灵动的翅膀，能够在新时期谱写出一曲"悬壶济世""经国济民"的崭新篇章。

董明培

戊戌立春

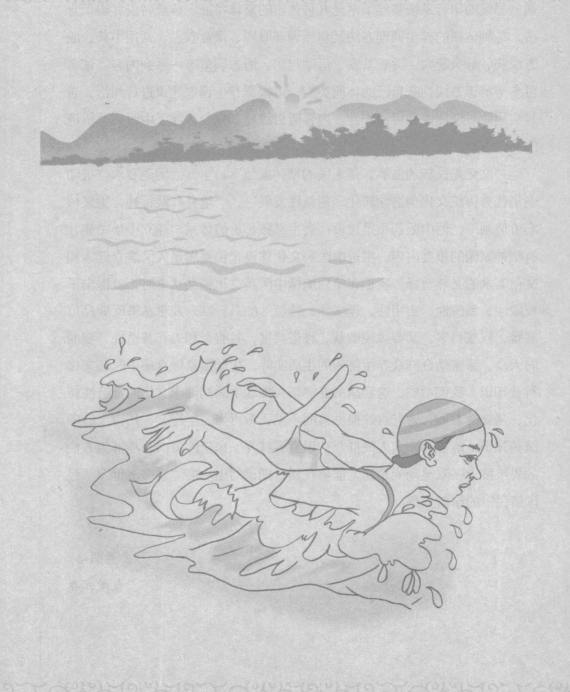

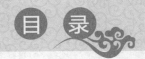

目 录

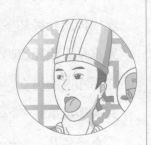

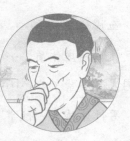

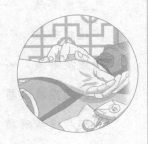

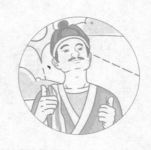

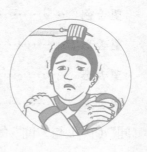

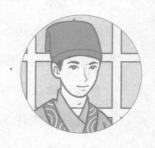

辨识篇　自我诊断小妙招

病情篇　那些病是怎么得的

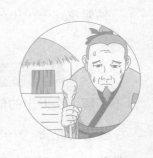

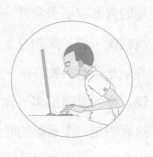

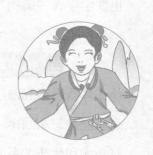

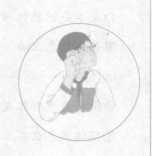

养生篇　体质养生

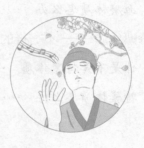

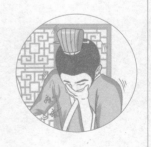

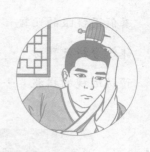
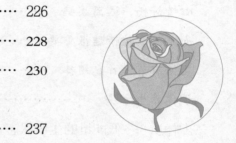

四诊篇
望闻问切，一个不能少

导言

　　望指观气色，闻指听声息，问指询问症状，切指摸脉象。中医经典著作《难经》有云，"望而知之谓之神，闻而知之谓之圣，问而知之谓之工，切脉而知之谓之巧"，中医是通过望其神、色、形态、舌象，察言观色，闻其声音、嗅其气味，切其脉象，来观察分析并判断疾病变化的，不能单凭切脉就做出诊断，讲究"望闻问切，四诊合参"，"一个都不能少"。

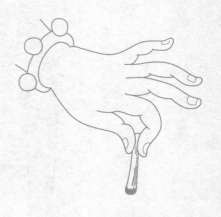

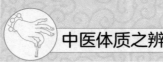

三寸之舌，望字当先

  说到中医，总有很多人问："那你是不是会把脉？"医生此时就会很无奈，伸出手来诊脉。其实，中医还有其他诊断方法，如大家常听到的"望闻问切"，中医诊断讲究的是"四诊合参"，综合各方面反映出来的问题进行诊断，从而加以治理。

  先来说一说望诊，中医的第一把利刃。对于医生来说所望之物很多，全身及局部均要做到全面诊察。而对于我们平日的自我诊断则可抓住重点，所以利刃出鞘还要求所出的招数可以达到四两拨千斤的效果，那么舌诊对于医生来说

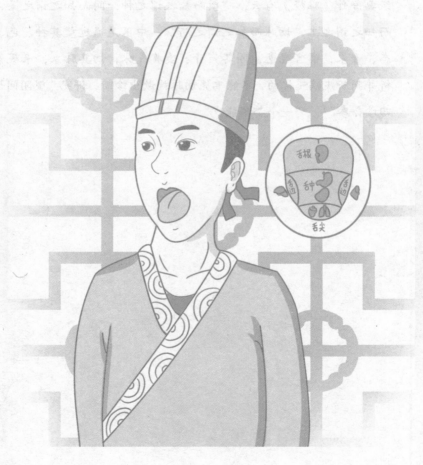

就是招式中的重点，对我们日常辨别来说则为巧招。中医学认为舌为身体内部反应于外的镜子，自古就有医家著《敖氏伤寒金镜录》总结舌诊的经验，而《黄帝内经》云"有诸内必形诸外"。所以舌诊可以成为日常诊察的小窍门。

对于舌的诊察以观其舌质和舌苔来得知内在脏腑的变化，而舌以舌尖主上焦心肺，舌中主中焦脾胃，舌根主下焦肾，舌两侧主肝胆。舌以"淡红舌，薄白苔"为常，即舌色淡红而红活鲜明，舌质滋润，舌体大小适中，柔软灵活自如；舌苔均匀薄白而润，颗粒均匀，薄薄地铺于舌面，揩之不去。由于舌象变化很多，下面列举典型舌象。

望舌色

1. **淡红舌**　一般为正常舌色。

2. **淡白舌**　淡而少苔是气血两虚，淡而润为寒证，多见于贫血、水肿。患者可见头晕面白，心悸，气短乏力，视物昏花等。

3. **红舌**　见于热证，兼见黄厚苔为里热实证，嫩红少苔为阴虚内热，患者可见低热，颧红，盗汗，五心烦热，口干不欲饮等；舌尖红为心火上炎，舌边红为肝胆热盛。

4. **绛舌**　主要为热重，外感发热病中见于高热邪入营血，患者可见壮热不退，夜间尤甚，心烦不寐，或神昏谵语，斑疹隐现等；若久病者多为阴虚火旺。

5. **青紫舌**　主要见于瘀血证，并有寒热之分，色深干枯属热，色浅湿润属寒，可见局部刺痛，痛处不移，夜间加重等。老年人多见于冠心病、肺心病。"瘀斑舌""瘀点舌"多为瘀血内阻。

望舌形

1. **舌细嫩**　舌体娇嫩，纹理细腻的称为嫩舌，多属虚证或虚寒证。

2. **舌粗老**　舌体苍老，纹理粗糙或者皱缩的为老舌，多见于实证，多因邪气内盛，气血壅滞所致。

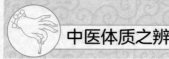

3. **舌瘦薄** 舌体瘦小短薄，舌色淡者为气血不足，红绛者为阴虚火旺，或津液耗损。

4. **舌胖大** 舌体较正常胖大，重则舌胀满口。常呈胖嫩而淡白或边有齿印。色淡白苔者，为脾肾阳虚，津液不化，痰湿内停；色深红者为心脾热盛，或湿热内蕴。

5. **裂纹舌** 舌体内有不规则的裂纹或裂沟。色红绛者为热盛伤津；色淡者为血虚不润；如淡白胖嫩，边有齿痕者，为脾虚湿侵。

6. **点刺舌** 点，指蕈状乳头体积增大，数目增多，乳头内充血水肿，大者称星，小者称点。色红者称红星舌或红点舌，色白者称白星舌；刺，指蕈状乳头增大、高突，并形成尖峰，形如芒刺，抚之棘手，称为芒刺舌。这是热毒炽盛，深入血分所致。红点多主湿毒入血，或热毒乘心，或湿热蕴于血分；白点多为脾胃气虚而热毒攻冲，是将糜烂之兆，黑点多为血中热甚而气血壅滞。

7. **齿痕舌** 舌边有牙齿压迫的痕迹，多因舌体胖大，被齿缘所压而致。为脾肾阳虚，水湿内停。

8. **舌光滑** 指舌面光滑无苔，平如镜面，为久病胃阴肾阴枯竭。

望舌态

1. **舌强硬** 舌体失去柔和性，卷伸不利，或板硬强直，不能转动。主实证，可见于温病热入心包及中风病。

2. **舌歪斜** 伸舌时舌体偏向一侧，见于中风病。

3. **舌痿软** 舌体软弱，屈伸无力，不能随意伸缩回旋。舌淡者为气血两亏；舌绛者为阴虚已极。

4. **舌颤动** 舌体不由自主地颤动，动摇不宁，也称为"舌战"，轻时仅表现为伸舌时颤动，重时表现为不伸舌时也会抖颤难以平息。多见于久病气血两亏筋脉失养；亦可见于热病，为热盛肝风内动；或见于酒毒患者。

5. **舌吐弄** 舌体伸于口外，不即回缩的称为吐舌；伸舌时即刻回缩的或者反复舐口唇四周，伸缩不宁的称为弄舌。见于心脾热盛；或小儿智力发育不全；或动风先兆。

6. **舌短缩**　舌体卷缩、紧缩，不能伸长，严重者舌不能抵齿，舌短缩与舌痿软同时并见。舌淡或青紫者为寒凝经脉；舌红绛而干者为热极伤阴；舌胖滑腻者为痰湿内阻，正气虚衰。

望舌苔

（一）苔色

1. **白苔**　白苔有厚薄之分，舌上薄薄分布一层白色舌苔，透过舌苔可以看到舌体是薄白苔；苔色呈白色，舌体被舌苔遮住而观察不到，为白厚苔。白苔是最常见的苔色，其他各种舌苔都可以由白苔转化而成。舌苔薄白而润为正常舌象，或表证初起，或里证病轻，或阳虚内寒。薄白而干者常见于风热表证。薄白而滑者多见于外感寒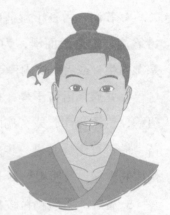湿，或脾阳不振，水湿内停。白厚腻苔多为湿浊内困，阳气不得伸展，或为阳气虚衰，痰饮内停所致。但白苔并不局限于寒证。

2. **黄苔**　舌苔颜色发黄为黄苔。多见于里热证，苔色淡黄为热病初期，黄燥或焦黄为里热盛；黄厚为胃肠实热；黄腻为胃肠湿热。苔色愈黄，提示邪热愈甚。淡黄苔为热轻，深黄苔为热重，焦黄苔为热极。

3. **灰黑苔**　灰黑苔多由白苔或者是黄苔转化而成，其中舌质润燥是鉴别灰黑苔寒热属性的重要特征。黑苔多在疾病持续一定时日，发展到相当程度后才出现，而灰黑苔则主里热或里寒的重证。灰、黑而润滑，舌质淡红者为虚寒；灰黑而干燥，舌质鲜红者属火热伤阴。

（二）苔质

舌质即舌的质地、形态。主要包括观察舌苔的薄厚、润燥、腻腐、剥落等方面的改变。

1. **薄苔** 透过舌苔能够隐隐看到舌体的苔称为薄苔，又称见底苔。薄苔提示胃有生发之气，或者疾病轻浅，多见于外感表证。

2. **厚苔** 透过舌苔不能见到舌体之苔，又称不见底苔。厚苔是由胃气夹湿浊邪气熏蒸所致，主外邪传里，或内有积滞。舌苔由薄变厚，提示邪气渐盛，为病情向不好的方向发展；若舌苔由厚渐化，舌上复生薄白新苔，提示正气胜邪，为病情渐好的征兆。如果厚苔骤然消退，但是没有伴随新苔的生成，那么为正不胜邪，或者是胃气暴绝。

3. **苔润** 舌苔干湿适中，不滑不燥，为津液未伤；若舌面水分过多，伸舌欲滴，扪之湿而滑，为滑苔，多为水湿内停，主寒，主湿。若脾阳不振，寒湿内生，或者痰饮内停等证，也可出现滑苔。

4. **苔燥** 舌苔干燥，扪之无津，甚则舌苔干裂，多属高热伤津，或湿邪蕴积，气不化津，或久病阴虚液亏。如果舌质颗粒粗糙，扪之糙手，称为糙苔，糙苔可由燥苔进一步发展而成。舌苔干结粗糙，津液全无，多见于热盛伤津的重症；苔质粗糙不干，多为秽浊之邪盘踞中焦。

5. **腐苔** 舌质颗粒较粗大而根底松浮，如豆腐渣堆铺舌面，舌两边和中间都很厚，揩之不去，或者成片脱落，舌底光滑，多因食积、痰湿浊邪上泛，阳热有余而形成，一般为邪热有余，蒸腾胃中秽浊之邪上泛，聚积于舌，而久病则为胃气匮乏，不能续生新苔，已有之苔不能与胃气相通，渐渐脱离舌体，浮于舌面而成。

6. **腻苔** 舌质颗粒细腻致密，融合成片，中间厚两边薄，紧贴于舌面，揩之不去，刮之不易脱落，多属湿浊、痰饮、食积，多由湿浊内蕴、阳气被遏所致。

7. **剥苔** 舌苔全部或部分剥落，剥落处光滑无苔，多因胃气匮乏，胃阴枯涸。舌苔剥落殆尽，舌面光滑如镜者，称为镜面舌，多见于重病阶段。镜面舌舌色红者，为胃阴干涸，胃无生发之气；舌色㿠白如镜，毫无血色者，主营血大亏，阳气将脱，病危难治。剥苔的范围大小，往往与气阴或气血亏损的程度有关。剥苔部位有时与舌面脏腑分部相应。如舌苔前剥，多为心肺阴虚；舌苔中剥，多为胃阴不足；舌苔根剥，多为肾阴亏虚。

观察舌苔的有无、消长以及剥落状态变化，不仅能测知胃气、胃阴的存亡，也能反映邪正盛衰，判断疾病的预后。

以上列举的情况应结合身体其他症状来分析，而舌象是不断变化的，所以我们日常应多注意自己的舌头，每天照镜子的时候不要忘了看看自己身上的这面小镜子！

"闻"（声）与"闻"（味）

望诊后便是闻诊，医生可以通过患者发出的声音、产生的气味而有所发现。例如，语声的改变（语声高低、语调改变、暗哑、失音或呻吟等），语言的异常（谵语、郑声、错语、狂言等），呼吸的改变（气粗、气急、气喘、哮鸣、少气、短气等），同时还会有咳嗽、呕吐、呃逆、嗳气、喷嚏、叹息、肠鸣等。

正常人气血流畅，不产生异常的气味。若出现异常气味，则说明全身或局部有病变。异常气味包括病体的气味和病室气味，口气、鼻气、汗气、呕吐物、排出物之气等。

对于日常可见的咳嗽、喘哮及不正常的气味将在下面做出陈述，我们在生活中对于这些情况也不可忽视。

呼吸异常

呼吸的异常紧密联系着肺与肾，对于常见的喘和哮要有所区分。

喘，是指呼吸困难，呼吸短促急迫，甚至张口抬肩，鼻翼煽动，不能平卧。可见于多种急、慢性肺脏疾病。需要注意的是，喘有虚实之分。实喘的特点是发病急骤，呼吸困难，气粗声高息涌，唯以呼出为快，甚则仰首目突，脉数有力，多因外邪袭肺或痰浊阻肺所致。虚喘的特点是发病缓慢，呼吸短促，似不相接续，但得引一长息为快，活动后喘促更剧烈，形体虚弱，倦怠乏力，

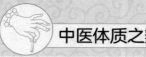

脉微弱，多因肺之气阴两虚，或肾不纳气所致。

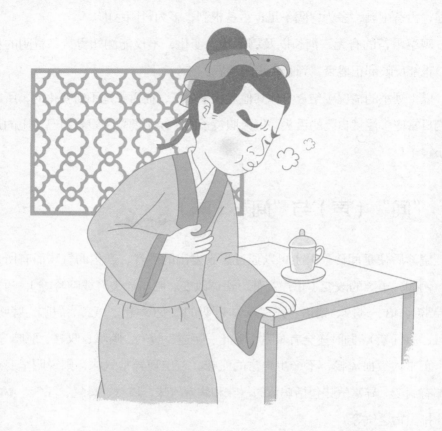

哮，是以呼吸急促，喉中痰鸣如哨或如水鸡声为特征，甚则端坐呼吸，不能平卧。多反复发作，不易痊愈。多由宿痰内伏，复感外邪所引发。往往在季节转换、气候变动突然时复发。哮证有寒热之分，要注意区别。寒哮又称"冷哮"，多在冬春季节遇冷而发作。因阳虚痰饮内停，或寒邪阻肺所致；热哮常在夏秋季节气候燥热时发作。因阴虚火旺或热痰阻肺所致。

哮与喘均有呼吸困难的表现，但是哮不同于喘。喘以呼吸气促困难为特征，而哮以喉间有痰鸣或如水鸡声为特征。且哮必兼喘，喘不一定兼哮。

咳嗽

咳嗽，通常被认为与肺有关，古时对"咳"与"嗽"有所区分。"咳"是指有声无痰，"嗽"是指有痰无声，"咳嗽"为有声有痰。在《素问·咳论篇》中说："五脏六腑皆令人咳，非独肺也。"所以，咳嗽不仅仅与肺有关，还与其他脏腑有所关联，临床上外感、内伤都可以导致咳嗽。一般来说，外感咳嗽起病较急，病程较短，必兼表证，多属实证；内伤咳嗽，起病缓慢，病程较长或反复发作，以虚证居多。从咳嗽的声音结合痰量、色、质、味等，可辨病证的寒热虚实。

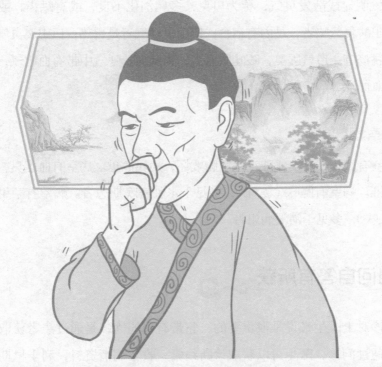

若咳声紧闷，多属寒湿，咳声清脆多属燥热；咳嗽声音重浊，伴有鼻塞流清涕，恶寒无汗，属实证，多为风寒犯肺；若无力作咳，咳声低微，多属肺气虚；咳声不扬，痰稠色黄，不易咳出，多属邪热犯肺。

还有比较有特征的咳嗽声具有特殊的诊断意义。如咳嗽阵发，连声不断，咳止时带吸气吼声如鹭鸶叫声，是"顿咳"，又名"百日咳"。因外感时邪，与伏痰搏结，阻遏气道，肺失清肃所致，是儿童易患的传染病，多发生于冬春季节，其病程长，不易快速愈合。咳声如犬吠，吸气困难，喉部肿

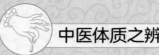

胀，见有白色假膜，此为"白喉"，是疫毒时邪，壅阻喉部，气道不畅所致，病情凶险。

口气

口气是属于闻诊嗅气味部分的内容，指从口中散发出的气味。正常人说话或呼吸时口中不应该有异常气味散出。

口气明显或散发臭气，称为口臭，多属消化不良，或有龋齿，或口腔不洁。口出酸臭气味者，是内有宿食；口出臭秽气者是胃热；口出腐臭气者多为内有溃腐疡疮。口气腥臭，咳吐脓血者，为肺痈。呼气中带有血腥气，可因咯血或呕血而致。

病室气味

病室有腐臭或尸臭气味，是脏腑败坏，病属危重。病室有血腥臭，患者多患失血证。病室有臊味（氨味），多见于水肿病晚期患者。病室有苹果样气味（酮体气味），多见于消渴病患者。

自问自答有所获

问诊对于医生来说是很重要的，它带有目的性，是通过患者获取信息的渠道。通过问诊，医生可以获取诊断线索、收集病情资料，利于早期诊断和治疗，同时也有助于疏导患者的情绪。

问诊内容主要包括一般情况、主诉、现病史、既往史、个人生活史、家族史等。其中当前症状是当前病理变化的反映，是诊病、辨证的主要依据。如疼痛、心慌、麻木等，是患者的自觉症状，往往没有客观征象，需要通过询问才可得知。一般包括清代陈修园"十问歌"的内容，即"一问寒热二问汗，三问头身四问便，五问饮食六问胸，七聋八渴俱当辨，九问旧疾十问因，再兼服药参机变，妇人尤必问经期，迟速闭崩皆可见，再添片语告儿科，天花麻疹全占验。"

你真的相信电视剧里的切诊吗

　　脉诊和按诊统称为切诊。其实，大家在电视剧中经常见到的就是切诊中的脉诊了。

　　脉诊，又称切脉，是医生用手指指腹切按患者的脉搏，根据脉动应指的形象以了解病情，并判断病证的一种诊察方法。这是中医学一种独特的诊断疾病的方法。

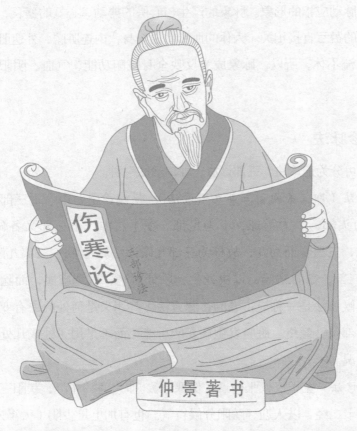

　　脉诊在我国有着悠久的历史，它是我国古代医学家长期医疗实践的经验总结。《史记》中记载的春秋战国时期的名医扁鹊，便精于"望、闻、问、切"的诊病方法，尤其以脉诊最为著名。《史记·扁鹊仓公列传》曰："至今天下言

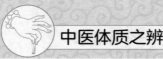

脉者，由扁鹊也。"《黄帝内经》载有"三部九候诊法""人迎气口诊法"等脉法。《难经》倡"独取寸口"候脉诊病。东汉张仲景确立了"平脉辨证"的原则，创立了寸口、人迎、趺阳（太溪）三部诊法。西晋王叔和《脉经》进一步完善了寸口脉法、寸口三部与脏腑的关系等，确定了二十四种脉象，是我国现存最早的脉学专著，亦为后世脉法之滥觞。明代张景岳《景岳全书·脉神章》对脉神、正脉十六部、脉之常变及胃气脉等阐述至详。李时珍《濒湖脉学》载二十七脉的脉体、主病和同类脉的鉴别。李士材《诊家正眼》增定脉象为二十八种。

脉象是脉动应指的形象。脉象的产生与心脏的搏动、心气的盛衰、脉道的通利和气血的盈亏直接相关。人体的血脉贯通全身，内连脏腑，外达肌表，运行气血，周流不休，所以，脉象成为反映全身脏腑功能、气血、阴阳的综合信息。

何谓诊脉法

诊脉法可分为遍诊法、三部诊法、寸口诊法三种。

1. 遍诊法（即《素问》三部九候诊法） 是遍诊上、中、下三部有关的动脉。上为头部、中为手部、下为足部。在上、中、下三部又各分为天、地、人三候，三三合而为九，故称为三部九候诊法。《素问·三部九候论篇》说："人有三部，部有三候，以决死生，以处百病，以调虚实，而除邪疾。"可见三部九候诊法是一种最古老的诊脉方法，其用义是何处脉象有变化，便可提示相应部位、经络、脏腑发生病变的可能，而不是用一处或几处脉象来测知全身情况。

2. 三部诊法 见于汉代张仲景《伤寒论》，即人迎、寸口、趺阳三脉。其中以寸口候十二经，以人迎、趺阳分候胃气。也有加上足少阴（太溪穴），以候肾的。以上两种诊脉的部位，后世已很少采用（只有在危急的病证及双手无脉时，才诊察人迎、趺阳、太溪，以确定胃肾之气的存绝），自晋以来普遍选用的切脉部位是寸口。

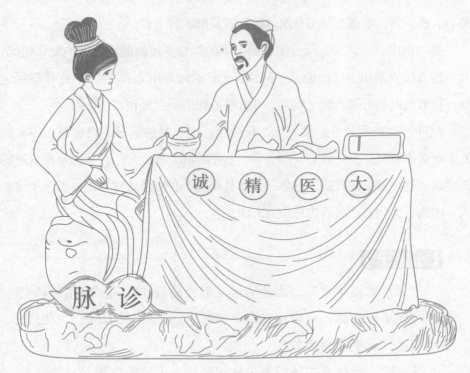

3.寸口诊法　《黄帝内经》将寸口又称为气口或脉口，唐代王冰解释说："气口，则寸口也，亦谓脉口。以寸口可候气之盛衰，故云气口。可以切脉之动静，故云脉口。皆取于手鱼际之后同身寸之一寸，是则寸口也。"

（1）寸口脉的部位及分部：寸口在腕后桡动脉所在的部位。寸口分寸、关、尺三部。《脉经》"从鱼际至高骨却行一寸，故曰尺寸，寸后尺前，名曰关"，就指出以腕后的高骨（桡骨茎突）为标志，高骨内后侧的部位为关，关部之前（腕端）为寸、关部之后（肘端）为尺。两手各有寸、关、尺三部，统称两手六部脉。寸、关、尺三部又各分浮、中、沉三候，这就是寸口诊法的九候诊脉方法。《难经·十八难》指出："三部者，寸、关、尺也；九候者，浮、中、沉也。"

（2）寸、关、尺的脏腑分配：寸、关、尺分候脏腑源于《素问·脉要精微论篇》尺肤诊中对尺肤部位的脏腑分候方法。原文规定两侧腕肘关节之间为尺肤，划分三等份，从腕关节至肘关节的尺肤部，左臂尺肤依次分配所候的脏腑

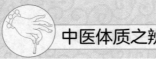

是心、肝、肾，右臂尺肤部依次候的脏腑是肺、胃、肾。

必须指出，寸、关、尺分配脏腑所候的脉象是反映脏腑之气的变化情况，而不是五脏六腑出于寸口的某一部位。正如李时珍所言："两手六部皆肺经之脉，特取此以候五脏六腑之气耳，非五脏六腑所居之处也。"

此外，也有不分寸、关、尺，只分浮、中、沉的情况，根据浮、中、沉的不同脉象特征，左手诊心、肝、肾，右手诊肺、脾、命门，从而诊察各脏腑的盛衰。这种方法是在病情危急、速求其病的一种应急诊脉方法。临床上诊老人、虚人、久病、产后者也可用此方法。

【小贴士】

"诊法常以平旦"，因此清晨是察脉的最佳时间。但也不是说其他时候不能诊脉，只要保证在察脉时有一个安静的环境，同时患者也应该处于平静的状态。

诊脉时，受检者应该取坐位或正卧位，手臂应放平与心脏处于同一水平，手心向上。将手表、手镯等装饰物摘去，将过紧的袖口打开。手腕下放一松软的布枕，使腕部处于放松状态。

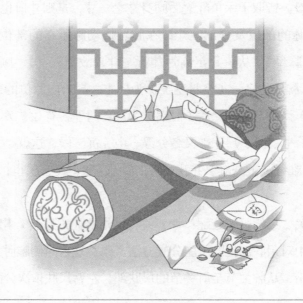

常见脉象及特点

1. 平脉　是正常人在生理条件下出现的脉象，又称常脉。表现为寸、关、尺三部有脉，一息四五至，不浮不沉，不大不小，从容和缓流利，柔和有力，节律一致。脉象可随季节有一定的变化，春微弦、夏微洪、秋微浮、冬微沉。

2. 浮脉　浮现于寸口，用手指轻轻一按，即感觉跳动明显；用手指重按，即感觉没有力量。就好像木浮于水面，是浮而不实的，或者是如同用手捻葱叶一样，轻手捻时，感觉它是圆软的，用力捻时反而没有很强的抵抗力了。临床上此脉主表证，也主虚证。

3. 数脉　跳动快，一息六至。主热证，有力为实热，无力为虚热，也可见于虚阳外浮之时。寸部脉数，证明热在上焦，其病多为咽喉口舌生疮、吐血、咳嗽、肺痈等症；关部脉数，即胃火或肝火过旺；尺部脉数，为肾阴不足，肝胆之火上升。在这里需要注意，小儿的脉平时跳动就很快，脉见六至，不属于数脉。

4. 细脉　细脉萦细如丝，但始终可以摸到，由于气血衰败所引起。多出现在各种虚劳病中，这些病往往是由于心情激动，七情乖和所引起。除此之外，如果见到细脉，不是因湿气侵害腰肾，就是伤精、自汗或盗汗等证。寸部脉细，常因呕吐不止所引起；关部脉细，可能为胃虚腹胀；尺部脉细，一定是下焦虚寒，或者是泄痢、遗精以及液耗精亏、阴血大伤的脱阴等症。

5. 滑脉　往来流利，如盘走珠，应指圆滑。好像在来之前有所畏怯，速来速去，不敢逗留。它很流利地滚动，类似圆滑的珍珠从指下一滑而过，流动极速，欲脱手而去。病中出现滑脉，一般为元气已经不足，但多数属痰病或伤食病。在上部为呕吐，在下部为瘀血。妇女停经之后，脉象滑利调匀为怀孕。正常人脉滑而冲和，是营卫充实的现象。

6. 弦脉　端直以长，如按琴弦，是说弦脉长而笔直，像张开的弓弦那样紧张。弦脉为肝之脉，主肝胆病，诸痛，痰饮，疟疾，亦主虚劳，胃气衰败。一手弦为内有停饮，两手弦为内有久寒。寸弦，主头痛或胸膈有痰饮；左关

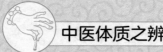

弦，主寒热病或癥瘕病；右关弦，主胃寒腹痛；尺部弦，主寒疝或脚拘挛。

7. 缓脉　一息四至，来去缓慢。缓脉如同初春的杨柳在风中飘舞，给人以柔和的感觉。主要是由于营血衰少，卫气有余。见于伤风、湿邪、脾虚等病中。寸部浮缓，为伤于风邪，项背拘急；关部脉缓，为肝风头眩或胃家虚弱；尺部（神门）脉缓，或为肾阳虚而泄泻，或伤于风邪而便秘，或为两足无力而行走蹒跚。

8. 结脉　结脉的往来比正常脉缓慢，在缓慢中有歇止，止后脉又来。所谓脉来缓而时一止，止无定数。结脉主阴盛内结，寒痰血瘀，亦主气血虚衰。临床多见于心律失常，如期前收缩、逸搏、传导阻滞等。

9. 代脉　脉来一止，止有定数，良久方来。也就是说脉管有时正往上跳动的时候忽然停止了，不能恢复，然后又来另一跳动，感觉脉来而又要等好久才会再来。代脉主脏气衰微，亦主风证、痛证、七情惊恐、跌打损伤。另外女子妊娠三个月以后也可见到代脉。临床多见于各种原因如心脏缺血、缺氧、炎症、电解质代谢紊乱、药物中毒、精神刺激等因素所致的心律失常，而出现的期前收缩、二度房室传导阻滞或窦性节律呈固定比例出现的联律性改变。

怎样按诊

说完脉诊，下面我们再来聊聊按诊。按诊是医生用手直接触摸或按压患者某些部位以了解局部冷热、润燥、软硬、压痛、肿块或其他异常变化，从而推断出疾病部位、性质和病情轻重等情况的一种诊病方法（表1）。按诊可以进一步确定望诊之所见，补充望诊之不足。

表 1　按诊的手法及意义

手法	意义
用手指或手掌轻触额头、四肢及胸腹等局部皮肤，以了解肌肤的凉热、润燥等	分辨病属外感还是内伤，是否汗出以及气血津液的盈亏情况

续表

手法	意义
用手指或手掌稍用力寻抚胸腹、腧穴、肿胀部位等，探明疼痛、有无肿物、肿胀范围及程度等	辨别病位及病性的虚实
以重手按压或推寻局部，了解深部有无压痛或肿块，肿块形态、质地、大小、活动程度、肿胀程度、性质	辨别脏腑虚实和邪气所在
用手叩击身体胸腹、腰部等局部，了解其叩击音、波动感和震动感，以及叩击部位是否疼痛等感觉	确定病变性质和程度

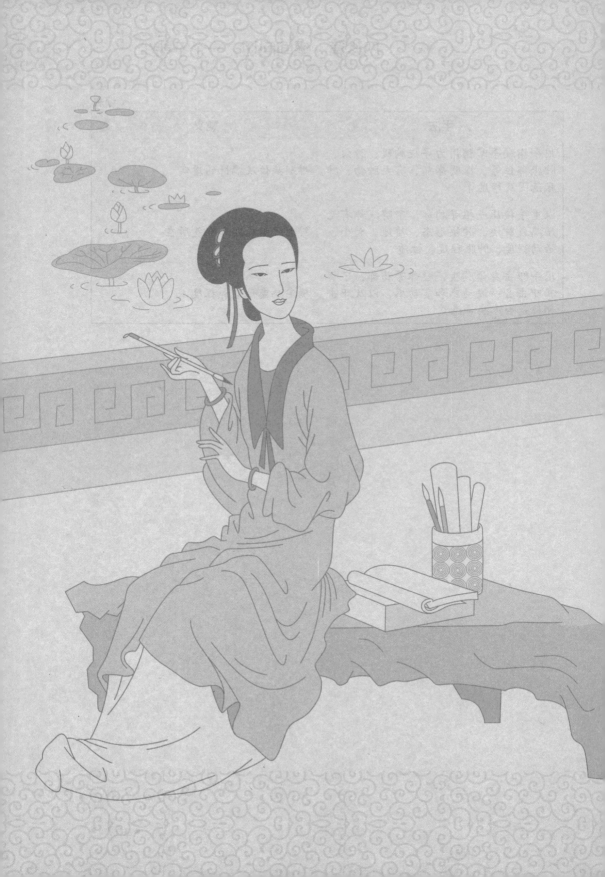

体质篇　体质的故事

导　言

　　"亿万苍生，九种体质，人各有质，体病相关；体质平和，健康之源，体质偏颇，百病之因。"体质辨识从体质状态及不同体质分类的特性，把握其健康与疾病的整体要素与个体差异，因人制宜地干预，并已列入《国家基本公共卫生服务规范（2009 年版）》。体病相关、体质可分、体质可调，体质辨识操作简单、理解方便、容易接受，有助于中医走近现代人生活。

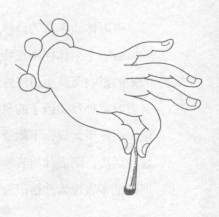

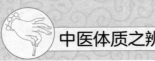

为什么要了解自己的体质

　　了解体质可以预防疾病。了解体质可以分析其与疾病发生的相关性，体质不同，发病倾向也不同。同时了解体质可以指导日常养生保健，一方面对于好发的疾病可以早作预防，另一方面对疾病的治疗可以起到辅助作用。

　　了解体质可以指导就业。比如湿热体质的人，不适宜久居潮湿之地，或饮酒吃辣，所以在选择工作地的时候东南潮湿地应该尽量避免，在职业方面需要应酬饮酒的工作也不适合。因为湿热体质的人对潮湿环境或气温偏高，尤其夏末秋初，湿热交蒸气候较难适应，容易患疮疖、黄疸、火热等病证。在饮食方面要少甜少酒，少辣少油。再比如血虚体质的人由于血亏不能养肝，导致目失濡养，不能久视。这样的人不适宜从事长期的伏案工作，因为精力有限，达不到工作要求。

　　所以，了解自己的体质是日常生活中非常重要的一件事情，也是我们合理安排生活的基础条件。因此，我们每个人都该做到对自己的体质心中有数，这样的话，平时即便有些头痛脑热的小毛病，也不会忙乱无措，可以做自己的健康医生。

体质是先天还是环境使然

　　中医体质学认为，体质既禀成于先天，亦关系于后天。

　　每一个个体在生长壮老的生命过程中，因受自然、心理等内外环境中诸多因素的影响而产生适应性变化，从而使得体质不仅具有相对的稳定性，同时还具有对某种致病因子的易感性及心理性格的倾向性。如阴虚体质者感邪易从热化，耐冬不耐夏，不耐受暑、热、燥邪；其心理特征多表现为性情急躁，外向好动活泼；阳虚体质者感邪易从寒化，耐夏不耐冬，易感风、寒、湿邪，其心理特征多表现为性格沉静内向。

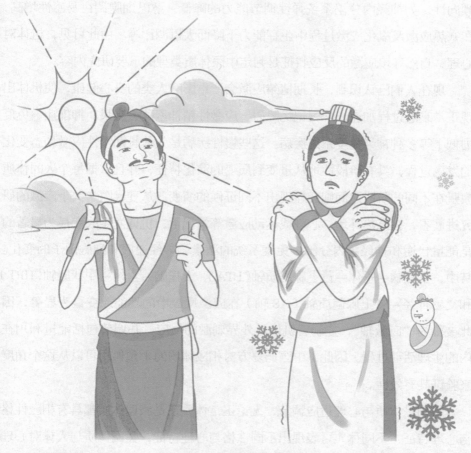

　　中医体质学说的"心身构成论"提出，体质是特定躯体素质与一定心理素质的综合体，是"形神合一"思想在中医体质学说中的具体表现。而"环境制约论"强调生活条件、饮食构成、地理环境、季节变化及社会文化因素都对体质的形成和发展产生一定的制约作用。经典的体内平衡理论认为，在正常稳定状态下生物血管系统和许多其他生理系统都是稳恒的，只有在外部条件影响下才会变化，生理系统本身的运转尽量维持其稳恒态而降低或消除不稳定性。而生命的特征在于运动，在于不断适应内外环境的改变。从这一点看，平和体质的实质在于机体对内外环境各种应激具有较强的反应能力和再适应能力，从而使机体可以应对各种不可预见的内外刺激变化。而阴阳失衡的偏颇体质由于其自身调节能力的降低，表现出对某种致病应激原的易感性及其心理承受能力的

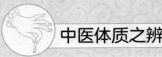

倾向性，如神经内分泌系统弹性调节能力的降低，淋巴细胞凋亡易感性增高，在寒热应激及氧化应激过程中生存能力下降而大量凋亡等。由此可见，机体对心理、自然环境应激的反应特征是判定中医体质类型的重要研究内容。

现在人们已认识到，长期情绪应激会严重影响人类的身心健康，使机体出现正常衰老过程加速、学习记忆障碍、应激性精神紊乱、痴呆、抑郁症、免疫力低下等多种神经免疫系统疾病。这些慢性疾病是人体长期慢性应激动态变化的发病过程，具有阶段性地从量变到质变的演化特征，并且依据每个人的体质禀赋在不同的阶段之间则会显现出不同证候的演变。从现代医学关于应激的研究进展看，在寒热环境、心理或运动应激等情况下，机体发生改变最为显著的是能量代谢和神经—内分泌—免疫系统的激素、神经递质和细胞因子的变化。其中，下丘脑—垂体—肾上腺皮质轴（HPA）、下丘脑—垂体—甲状腺轴（HPT）和交感神经—肾上腺髓质轴（AS轴）在应激反应中的功能改变最为显著，因此被称为"应激轴"，控制着机体对外界刺激的反应，并调节包括能量利用在内的生理活动过程。因此，中医药复方对相应体质的干预作用可以从这个角度来验证其有效性。

特别是体质与心理适应调节，无论正常体质还是病理体质都具有相应性格与心理特征，不同体质可表现出不同性格与心理特征，强调体质与人体对心理因素的适应有密切关系，这也是中医"形神合一"思想在中医体质理论中的具体体现。如《素问·经脉别论篇》记载，处于夜行惊恐坠堕、涉水跌仆等特殊状态下，其喘等疾病的发病与否及易感性，取决于个体体质的强弱及性情状况，诚如文中所言"当是之时，勇者气行则已，怯者则著而为病"。《灵枢·贼风篇》"故邪留而未发，因而志有所恶，及有所慕，血气内乱，两气相搏"，提示有宿邪潜伏体内而发作，因情感之变化，如有厌恶，或有怀慕而不能遂心愿，造成人体气血逆乱，与潜藏体内的病邪相合，而导致发病，阐述了情志因素与疾病形成及诱发的密切关系。

随着社会变迁的过程，会引起社会生活方式和社会关系等诸多变化，也必然会影响人的心理与行为，如果不注意心理调适，不重视心理健康，则影响心理适应性，导致对变化了的环境适应不良则容易引起心理失衡，出现行为等偏差，促成相关疾病的发生。如"高知识人群"工作学习及生活节奏快，竞争压力大，易产生情绪紧张，对生活刺激事件敏感等负性情绪，影响心理平衡，极易引发各种疾病。学者刘艳娇

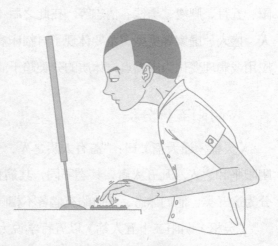

对肥胖人群个性及神经质类型的调查资料显示，糖尿病肥胖人痰湿体质内向性格占 36.4%，中间型占 53%，而神经质稳定占 50.69%，中间型占 45.16%，说明肥胖人痰湿体质具有因郁致病的潜在倾向。流行病学调查表明，肥胖儿童自我意识受损，自我评价低，幸福感与满足感差、内向，社会适应能力低。对单纯性肥胖儿童社会适应能力、智商与行为问题研究也说明，单纯性肥胖儿童社会适应能力差，突出表现为独立功能因子能力低，包括运动能力、身体平衡、生活自理、劳动技能等存在一定的缺陷。可见，个体体质的差异直接或间接影响其对有害心理因素的适应，因而认识体质在心理适应中的作用，对于改善心理适应，预防心理疾病，促进心理健康具有重要参考价值。

跟古人看体质

　　关于体质，在中医学史上有过几种不同的用词，如明代医家张景岳以"气质"而论；清代医家徐灵胎则"气体""体质"合用；尤在泾则言"气体"；叶天士、华岫云则直称"体质"，而近人陆晋生复以"体气"相称。所以，体质一词在古代医家曾有过混称现象，其所指内容亦各有差异。

　　《黄帝内经》是现存最早的一部奠定中医学基础理论的经典著作，全书由《灵枢》《素问》两部分组成。其中首先提出了比较全面的体质分型，分别按阴

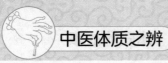

阳、五行、肥瘦、勇怯、情志等。在此之后《伤寒论》又将人划分为强人、羸人、盛人、虚家等类型，主要体现了对临床病理体质的认识。明清医家以临床应用或病理变化为出发点，体质的分类趋于简单、实用。

按阴阳五行分类

《灵枢·通天篇》曰："盖有太阴之人、少阴之人、太阳之人、少阳之人、阴阳平和之人。凡五人者，其态不同，其筋骨气血各不等。"就是说可以把人分为这五类，他们体态、气血的充盛各不相同。

《灵枢·阴阳二十五人篇》以五行学说为理论依据，将人分为金木水火土五种基本类型，每类型再各自推演出五种亚型，故体质类型共计二十五种。

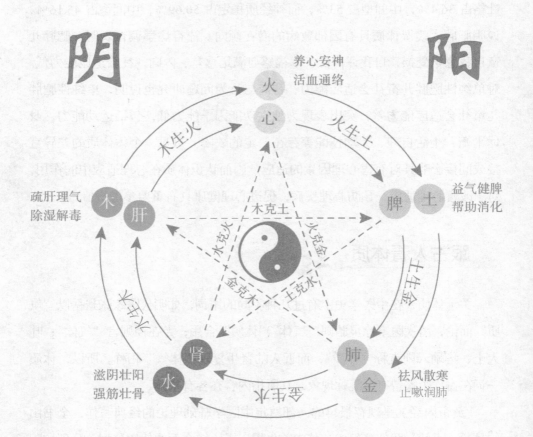

《灵枢·行针篇》亦据阴阳之气之多少，而分为重阳、重阳有阴、阴多而阳少、阴阳和调之人。《灵枢·根结篇》补充了"阴阳气俱不足""阴阳俱有余"两种类型。

章虚谷的《医门棒喝》将体质划分为阳盛阴弱、阴盛于阳、阴阳两弱和阴阳俱盛四种类型。石寿棠在《医原》中把体质分为"金水之质"和"木火之质"。

按五脏的功能分类

《伤寒杂病论》从临床病理认识出发，认为体质可以通过脉证、治法、方药测知，将体质分为平人、强人、羸人、盛人、瘦人、老小、虚弱家、亡血家、汗家、中寒家、淋家、湿家、酒家等多种类型。朱丹溪《格致余论》明确提出痰湿体质，即"肥白人多痰"。张景岳以脏气的强弱和禀赋的阴阳为分类法将体质划分为阴脏、阳脏和平脏三种类型体质。

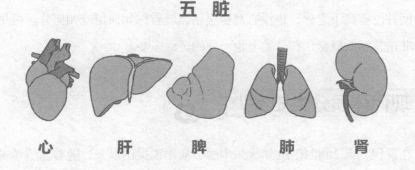

五 脏

心　　肝　　脾　　肺　　肾

按年龄分类

《素问·上古天真论篇》和《灵枢·天年篇》论述了人体出生后，从幼年、青年、壮年、老年直至死亡各个阶段的生理、心理和形态上的变化，以致产生不同阶段的体质特征。在此基础上，随着中医临床分科的发展，出现了小儿科和老年科，分科后历代医家对小儿体质和老年体质进行了深入的研究，分别形

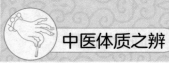

成了小儿体质学和老年体质学。

按性别分类

《素问·上古天真论篇》指出，由于性别不同，生长发育变异，而形成各自的体质特征和变异。后世临床医家在发现妇科疾病比男子疾病复杂，治疗也比较困难。如《景岳全书·难易论》说："谚云：宁治十男子，莫治一妇人。"女子在经、带、胎、产等方面，在生理上比男子要复杂得多，进而在病情上很复杂，故在医学史上很早就有妇科这一学科。

除以上分类方法外，《黄帝内经》还有按形态结构分类、地域分类和心理体质分类如分为勇怯、刚柔等，还有吴达的《医学求是》以饮食结构的不同，将体质划分为膏粱之体与藜藿之体。周学海的《读医随笔》以社会地位、生活方式、生活条件的不同，将体质划分为富贵之人与贫贱之人。

由上可见，体质分型种类众多，之所以不断有新的体质分型的出现，原因就在每个医家对于体质的观察角度不同，或者说体质分类的实用性有差别，彼此之间并没有高下之分，也没有对错之别，就看你如何用就如何分。可见体质是个非常宽泛的概念，在分类上也十分的灵活多变。

现代体质分类知多少

在现代，自20世纪70年代末中医体质学说提出以来，随着体质学说、学科的确立和研究工作的不断深入，体质概念日趋明朗，但分歧依然存在，其原因主要在于指导思想上的偏差和对这一学科认识的角度不同而造成的，这也是自然科学发展过程中的正常现象。

匡调元认为，由于中医理论中某些术语常常一词多义，如阳虚、阴虚、痰湿等名词，既可以代表证型，也可以代表病机过程。如果再用此来代表体质类型，显然更混淆，故他提出以阴阳、气血、痰湿的生理、病理征将体质划分为正常质、晦涩质、腻滞质、燥热质、迟热质、倦怠质。

母国成将个体病质划分为无力质（气虚）、苍白质（血虚）、黏液质（痰湿）、紫滞质（瘀血）、迟弱质（阳虚）、盗热质（阴虚）、冷激质（阴盛）、奋力质（阳盛）、结障质（气滞）。

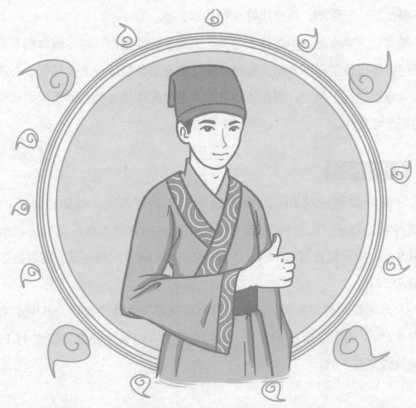

　　田代华根据脏腑经络和阴阳气血津液的盛衰虚实，结合临床不同体质发病表现证候，将体质划分为阴虚型、阴寒型、阳虚型、阳热型、气虚型、气滞型、血虚型、血瘀型、津亏型、痰湿型、动风型、蕴毒型。

　　戴永生等根据脏腑功能特点，分为肝型质、心型质、脾型质、肺型质、肾型质。

　　朱氏根据中医理论和望闻问切四诊结果，通过对 100 例受检者的体质辨析，将体质（除均衡质外）分为阳气偏亏质（包括气亏质和阳亏质）、阴血偏亏质（包括血亏质和阴亏质）、阳气偏亢质（包括郁滞质和阳热质）等三类六型，以及痰湿质、瘀血质两种兼型。

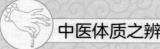

王利敏等在研究体质分型与亚健康状态的关系时，将体质分为气虚、肝郁、瘀阻、痰湿、内热、阳虚等型。

王琦将中医体质分为平和质、气虚质、阳虚质、阴虚质、痰湿质、湿热质、瘀血质、气郁质、特禀质等 9 种基本类型。

随着我国第一部《中医体质分类与判定》标准出台，对中医体质 9 种基本类型与特征进行了详细介绍，每种体质分别在总体特征、形体特征、心理特征等六大方面进行了判定。可作为指导和规范中医体质分类和体质辨识研究及应用的规范性文件。

【小贴士】

胡文俊通过对 16—21 岁健康青年人调查表明，健康青年人的体质并非都属于"正常质"，而是具备了所有的体质类型，包括协调型占 61.9%，功能偏亢型占 13.4%，偏弱型占 38.66%，偏亢及偏弱兼挟型占 41.75%。

孙国强调查亦发现，健康人群亦存在不同的体质类型，其中正常型占 8.1%，偏阴虚型占 31.9%，偏阳虚型占 43.1%，偏湿盛型占 11.1%，偏气虚型占 5.6%。

果真是天赋异禀吗

在生活中我们常常可以看到，有的人高大威猛，有的人短小精悍，有的人五大三粗，有的人娇小玲珑。从皮肤上来看，有的人皮肤非常好，肤如凝脂；有的人皮肤干燥，尤其到了秋冬季，天天离不开油腻滋润的护肤品；而有一些人是油性皮肤，终年毛孔粗大，油光满面，脸上还不时地长痤疮，令人烦恼。从头发上来看，有的人头发浓黑茂密，有的人头发则稀疏黄软。从性格心理方面来看，有的人心胸宽广，有的人心眼狭小；有的人比较敏感，有的人比较迟钝；有的人外向开朗，有的人内秀沉静。从疾病方面来看，高血压、糖尿病、精神病、癌症或者支气管哮喘等疾病，通常都有比较明显的家族史，在一个家族里面，可以有多个患者。冬天来了，大家都非常喜欢吃火锅。有的人一吃火锅就浑身发热，面色红扑扑的，非常舒服；而有的人一吃火锅，第二天早上就会牙痛或者扁桃体发炎，或者脸上生很多痤疮。夏天很热，人们在外工作一天回到家里，通常都喜欢吃冰镇的西瓜或者喝冰镇的饮料，有的人吃喝以后会觉得非常舒服，有的人却马上会拉肚子，非常敏感。

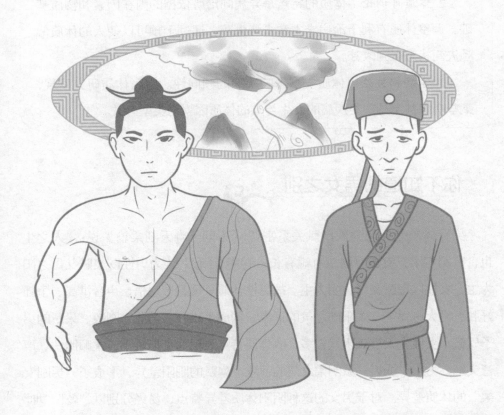

你一定见过有的人整天吃吃喝喝却不见长胖，而自己每天忍受各种美食诱惑却体重狂飙，问其为什么怎么吃都不胖，他（她）一定会告诉你"天生的"。

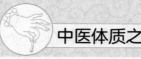

没错，如果我告诉你，很多事都是"天生的"，你信吗？当我们发出感叹"人和人的差别怎么会那么大"，这个差别其实就是人和人之间体质的大不同。

【小贴士】

中医体质学有以下三个要点。

1. **体质可分论**　体质可以客观分类。《中医体质判定标准》已被认定为中华中医药学会标准，成为对中医体质类型进行评价的标准化工具。

2. **体质可调论**　体质的特点是异病同治所依据的内在因素和物质基础。调整体质有利于治病求本和未病先防，通过干预可以使人的体质偏颇失衡状态得到改善。

3. **体病相关论**　体质类型影响疾病的倾向性。中医体质研究发现，某些疾病甚至是一类疾病的发生与人的体质因素与类型有关。

你不知道的男女之别

男女体质差异与先天禀赋关系密切，《素问·寿夭刚柔篇》说："人之生也，有刚有柔，有弱有强，有短有长，有阴有阳。"认为男性以禀赋父母之阳为主，女性以禀赋父母之阴为主。故男性体质呈现身形魁梧、声音洪亮、争强好胜、力大彪悍等一派阳刚之气的征象，构成了雄壮、勇敢、刚毅、果断的男子气概；女性先天禀赋阴气较多，故体质特点表现为身形娇小、柔顺胆怯、声音尖细、力小柔弱等一派阴柔之气的征象，禀赋的阴阳差异，形成了"男刚女柔"的体质差异。对于男女的这种阴阳体质差异特点，易经分别以"乾""坤"二字加以概括。乾，阳物也，健，像男；坤，阴物也，顺，像女。

男性虽禀赋多阳，而呈现阳刚气质，但个体本身则处于阴阳相对平衡状态。阳气推动男性生长发育，成年后繁重的体力和智力劳动又要消耗大量阳气；中老年时，阳气开始自然衰减。因此，男性养生防病，不能克伐阳气，而要处处顾护阳气。值得注意的是，男性体质常常处于"阳强易衰"的变化趋向之中，男性更多地需要自然界的清阳之气，对空气的需求极为迫切，对气的缺乏更为敏感。布尔达赫发现，木炭烟气同时蒸及男子与女子，氧气减少，女子仍有较大的生存机会，男子则易丧生。韦布认为，男女同为制盐，女子能在烘房里泰然操作，男子则不行。在一定的海拔高度，男子因为缺氧而迅速病倒，女子则安然无恙，说明了男性对阳气更具依赖性。

另一方面，精血为男女俱有，是人身不可缺少的基本物质，但精对男性来说尤为重要，血对女性尤为重要。正如明代医家万全所说"男子以精为主，女子以血为主"。沈金鳌《妇科玉尺》也说："男子之为道也以精……盖以男子之病，多由伤精。"精有广义之精、肾精与生殖之精的不同，广义之精包括气、血、津液、精等，肾精指肾之精气。在生理上，肾精乃人体精微物质所化生，肾之精气又能促使生殖之精的化生，生殖之精还需精微物质之滋养。男子在性生活过程中，需要排出相当数量的精液，加之"人之情欲无涯"，容易造成生精功能不能适应，出现精亏、精少的状况，故男子贵在精。女子的月经、胎孕、产育、哺乳等过程都易耗血，以血为用，易于出现血虚，故女子重在血。男子这种独有的排精功能，决定了男性易于精亏的体质特点。所以孙思邈告诫"男子贵在清心寡欲以养其精"，不可"欲竭其精"。

女人那点事儿

女性一生要经过经、带、胎、产、乳等生理过程，这些过程自始至终都是以阴血为物质基础，要消耗阴血。如果不注意保健养生，很容易造成或加重血虚、阴虚体质。女性每月"总有那么几天"，对于调节血脉畅通很重要。月经对温度、环境、情绪等较敏感，容易因此而出现月经减少、推后，甚至闭经，经常如此就会造成或加重瘀血体质。还有，女性天生细腻敏感，容易"为情所困"，肝气不疏，造成或加重气郁体质。

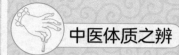

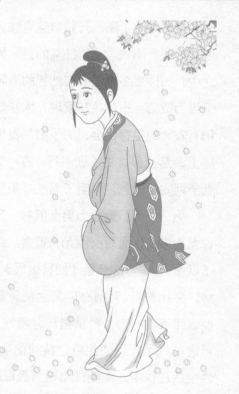

《血证论》曰："既产之后，身痛腰痛，恶血不尽，阻滞其气，故作痛也。盖离经之血，必须下行不留。斯气无阻滞，自不做痛，又能生长新血。若瘀血不去，则新血不生，且多痛楚，宜归芎失笑散及生化汤治之。夫产后百脉空虚，亟宜补血，而犹力主去瘀者，瘀血不去，则新血断无生理。"李梃《医学入门》说："产后百病，皆血虚火盛，瘀血妄行而已。"因此产后多虚多瘀是女性的基本体质。

由于女性在遗传、生理功能、物质代谢、形态结构上的特点，导致了对不同病因易感性及疾病类型倾向上的不同。女子以肝血为主，故女子血病多；多病血虚；易感风邪及湿邪；易患神经官能症、胆系疾病、结缔组织及内分泌疾病。

陈慧珍等将妇女体质分为 7 种类型，正常质、阴虚质、阳虚质、肾虚质、气血虚弱质、痰湿质、淤滞质。通过对 2967 例流行病学调查资料的模糊识别分析，发现女性瘀血质明显高于男性，同时还指出女性淤滞质者主要偏于虚弱，多精血不足，易出现心绪不宁、肝气郁结等症状。据我们在临床上观察，气郁、瘀血、阴虚体质确实以女性为多。

青春期是少女生长发育的重要时期，也是生殖系统第二特征发育成熟的关键时期。由于个体体质的差异，不同年龄段的青春期女性其月经病的发生发展亦不同，普遍认为未婚女青年及月经初期少女以痛经者更为普遍，且还存在与月经相关的严重健康问题。气郁质对原发性痛经有显著性影响，偏颇体质、复合体质者更易出现痛经等月经病。

育龄期女性经、胎、产、乳均以血为用，易耗气伤血，而气为血之帅，血为气之母，故气血失调是经、胎、产、乳最为常见的发病基础。女性月经变化除受个体差异、月经婚育史、流产生产史及精神心理相关因素的影响外，与其体质特点也密不可分，其体质类型主要以气郁质、血瘀质为主。"百病皆生于气，而于妇女尤为甚"，女性天性敏感脆弱，易忧思多虑，常因情志郁结、气机郁滞而引起月经变化，严重者出现痛经、闭经、月经不调等月经病。

中医学认为，更年期女性的体质整体表现为气郁质；由于更年期女性肾精匮乏，水不涵木，肝体失养，疏泄不及，情志不畅，郁闷于内致肝气郁结，个体生理差异及社会环境等种种因素导致更年期女性的月经异常发生率高于其他女性。在临床研究中发现，更年期综合征患者会出现肝气郁结的体质特征，从而导致一系列以肝气郁结为主要证候的月经异常表现：月经周期紊乱或经期延长。

月经作为女性特有的生理现象，对于区分体质非常有帮助。我们可以简单做个总结。

血瘀体质

在生理期前会觉得肚子胀胀的，下腹部突出，一到生理期就会便秘。经血颜色为暗沉的颜色，觉得黏稠，有时会有像猪肝色般血块流出。经血量多，第一天比较少，但是第二与第三天起猛然变多，生理期会达七天以上。这样的女性要多运动身体，小心别受寒，不要吃冰冷食物。多吃黑色、红色、紫色食物，蔬菜最好都是加热处理。避免长时间坐着，要多走路以改善骨盆的血液循环。

阳虚体质

每到生理期，腹部就有受寒的感觉，经痛严重，受寒后会更严重，但是保暖会觉得舒适一点。生理期通常迟来，经期常会延续七天以上，经血暗红色，

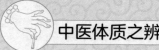

会夹杂像猪肝色般的血块流出。要做好保暖功夫，可以穿厚内衣或厚袜。不要穿裙子，因为如果下半身受凉，经痛会更严重。建议吃温性食物。通常可以盆浴或泡脚来驱走寒气。

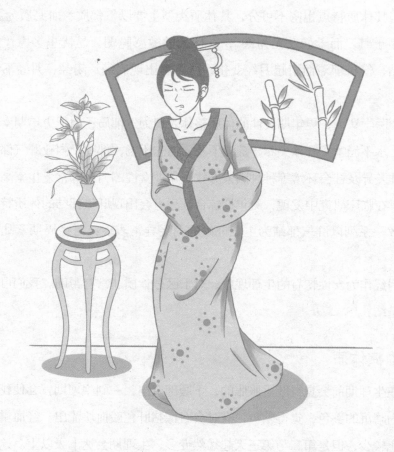

肝郁体质

生理期前精神不安定，思绪焦虑不安，容易发脾气。贪食与厌食两种现象不停地重复着，老是放屁或打嗝，会乱长痘痘，不是便秘就是拉肚子。每个月痛经症状不同，会随当时的身体状况变动，在经期前会腹胀或腹痛，但是月经一来这些症状会消失。经血一般为红色，经期为正常的四到五天。有时会提早，有时迟来。日常生活作息要正常，节制思绪，生理期可听听音乐或喝喝药草茶来安抚思绪。多吃橘子或喝茶，通常房里可放些绿色植物，起床后可以做些简单的伸展操，假如有时间可以散散步。建议喝茉莉花茶与薄荷茶。

血虚体质

平素容易头晕，一站起来就眼冒金星，皮肤摸起来粗粗干干的，精神不集中，老是健忘。生理期腹部不舒适，还会腰酸背痛，并发各种不适症状。经血颜色是粉红色或浅红色，经血很稀，经期很短。月经迟来的情况很严重，经常会拖到四十天以上。即使生理期已经结束了还是觉得全身无力。这样的女性通常不要用眼或用脑过度，睡眠要充足，日常饮食生活要注重补血。每晚十二点以前睡，若是睡不着可以喝杯热牛奶。可以吃动物肝脏或其余补血食物。建议喝大枣茶或枸杞子茶。

气血两虚体质

一到生理期前，脚就会浮肿，容易感到疲乏，且腰酸背痛，不太有食欲，易感冒或拉肚子。不大有经痛现象，经血是浅红色，有时量多有时量少，呈两极化。经期短，若是并发贫血，月经就迟来。新陈代谢差，水肿严重，尤其下半身更是肥胖。建议要多吃好消化、营养平衡的食物。早餐一定要吃，因肠胃比较不好，吃东西时要细嚼慢咽。不适合做剧烈运动，若想运动，最好选晚餐后散步。

男人这一辈子

关于男性的生长发育分期，《黄帝内经》曾作过论述，以八岁为一个阶段，分为八个时期，并对每一时期的生理特点做了说明。

《素问·上古天真论篇》说："丈夫八岁，肾气实，发长齿更；二八肾气盛，天癸至，精气溢泻，阴阳和，故能有子；三八肾气平均，筋骨劲强，故真牙生而长极；四八筋骨隆盛，肌肉满壮；五八肾气衰，发坠齿槁；六八阳气衰竭于上，面焦，发鬓斑白；七八肝气衰，筋不能动，天癸竭，精少，肾脏衰，

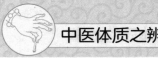

形体皆极；八八则齿发去。肾者主水，受五脏六腑之精而藏之，故五脏盛，乃能泄；今五脏皆衰，筋骨解堕，天癸尽矣。故发鬓白，身体重，行步不正而无子耳。"

从出生到 15 岁（二八之前）这一时期属少儿期。这个时期，肾气逐渐旺盛，促进生殖器官发育，同时更换乳齿。这一时期表现为生机蓬勃，成长较快，但脏腑娇嫩，脾肾不足，卫外能力差，易受外邪侵袭。此期肾气未完全充实，固而又多神气怯弱，受邪易入肝木，引起外生殖系疾病。加之这时不懂自洁卫生，所以决定了这一时期所患疾病多属前阴外科性疾病，如阴茎水肿、水疝、阴缩、天宦、肾囊风等。

16—45 岁（二八之后至六八之前）的这一段时期属青壮期。男子进入 16 岁后，肾气旺盛，天癸开始旺盛。由于天癸的旺盛，促使生殖功能成熟，精液

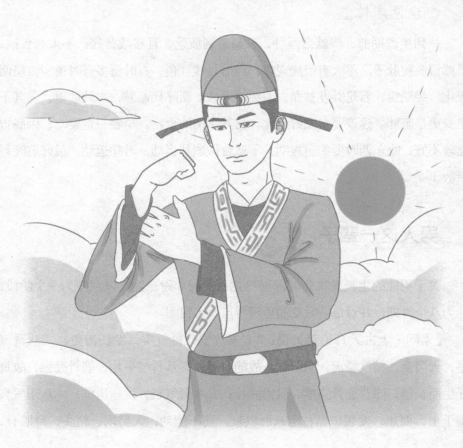

充满而能泻出。从这时起，男精若与女卵相合，便可育嗣。但初次的精溢现象并不是身体及生殖功能完全成熟的标志，而仅仅是开始，要随着肾气的不断充盛及天癸的继续充实才能完全成熟，故要到"三八""四八"期间才发育到极盛时期。这时肾气充盈、智齿生长，筋骨丰隆盛实，强劲有力，肌肉壮实丰满刚健。这时因生殖功能成熟，多所妄想。若所愿不遂，则自戕伤害，或恣情纵欲，不节房事，均可导致肾精亏损，精道瘀阻。又因肾精常亏，风、湿、热毒易客厥少二阴，留于外肾。此时期劳动强度大，若不注意外肾的保护则易受外伤。房事不洁也易导致疾病的发生。

　　更年期是一个从中年到老年的过渡时期，相当于 46 岁到 60 岁之间。这时，肾气开始逐渐衰退，天癸的产生逐渐减少，功能逐步减退，因而多精虚气耗。肾虚精气亏少，则脏腑经络失养，故出现面部憔悴，发鬓开始花白，筋骨肌肉活动迟缓。从现代医学来讲，这一时期性腺逐渐萎缩，第二性征器官开始衰退，睾丸重量逐步减轻，睾丸产生的雄激素数量下降，其他代谢和大脑皮质功能失调等。更年期的病理特点，由于阴阳失去相对平衡，可出现肾阴不足，阳失潜藏，或肾阳虚弱、经脉失去温煦，或肾水不济心火而心肾不交、水火不济，或水不涵木而肝郁气滞等。更年期男性的多发病是更年期郁病及早泄、阳痿等性功能障碍。

　　一般认为 60 岁以后进入老年期。进入老年期后，天癸几乎不再产生，功能几乎消退，精气衰少，肾气功能减退，生殖功能减弱，齿发脱落，形体衰极。从现代医学来讲，这一时期，性腺及生殖器萎缩不用，睾丸缩小，从 60 岁以后睾丸缩小越明显，到了 70 岁时其大小仅如 11—12 岁时一般，已基本上不产生雄激素，生殖功能消失。这一阶段的病理特点是阴阳俱虚，心肝脾肾皆亏，且多痰浊瘀阻，所患疾病如子痰、阴茎痰核、疝病、前列腺肥大以及阴茎癌等，多发病缓慢，病程较长，顽固难疗。

男性体质与"性事"

男性常见的体质可分为寒性体质、热性体质和抑郁体质三种类型。

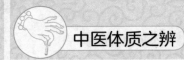

1. **寒性体质** 包括阳虚性体质和痰湿性体质。阳虚易生痰湿，痰湿多伤阳气，往往互为因果。临床上很难截然分开。属于寒性体质者，多形体肥胖，形盛气衰，容易疲劳，精神不振，平素易于感受外邪致病，多汗，多痰，小便清长，大便多溏，畏寒怕冷，肢冷体凉，喜食热物等。寒性体质的男性易于发生性欲淡漠、性欲低下、阳痿、不射精或精液流而不射、阴冷、阴缩、阴汗、排尿无力或癃闭、生殖系浆液性囊肿、阴茎痰核、精子活力低下、不育等男科疾病。在调摄上当避免感寒受湿，宜顾护阳气，可服用性温平和之药食。

2. **热性体质** 包括阴虚性体质和湿热性体质。阴虚生内热，湿热郁结多耗阴津，虚热内炽煎熬津液又多生痰热。阴虚与湿热相互影响，多同时表现于一个机体，唯偏重程度不同而已。属于热性体质者，多形体消瘦，但往往形瘦气不衰，遇事容易激动，小便短少或黄，大便干燥或秘结，畏热喜凉，五心烦热或日晡微热，喜食冷物或冷饮。属于热性体质的男性易于发生性欲亢进，性欲要求较强，阴茎异常勃起，或虽起但不坚硬而易于疲软、早泄、遗精、精子活率降低、死精或畸形精子过多、精液不液化或液化时间过长、抗精子抗体阳性及内外生殖器的炎性疾病、过敏性疾病和生殖系结核等男科疾病。热性体质的男性平时饮食应清淡，忌食煎炒炙煿及辛辣之物；可服用性平缓和之滋补药物和食物，湿热之性偏胜者可服食平和之清利之品。保健养生适当节制性欲，注意外阴清洁卫生。

3. **抑郁体质** 是指性格内向、多思易郁的体质倾向。这类体质的男性多具有一定文化素养，性格不稳定，情志变幻无常，遇事疑虑重重，凡遇到婚姻、家庭、事业诸事不遂或社会压力时，难以承受，抑郁不乐，且非常敏感，易受自我暗示或他人暗示的影响。属于抑郁性体质者，平素善太息，胸闷不舒，情绪易波动，烦躁易怒，多愁善悲，失眠多梦等。易发生阳痿、遗精、早泄、不射精等性功能障碍，以及乳房异常发育、男性更年期综合征、输精管结扎术后并发症等男科疾病。具有抑郁性体质者，应移情易性，开朗豁达，适当参加文娱活动和体育运动，多学习一些性生理、性心理等性知识，以利于养生保健，同时辅以精神心理调护。

家有一"老"，快来查查体质

综观古今，关于体质分型已达十几种，其中较适合于老年人的最具代表性的分型是正常质、阳虚质、阴虚质、瘀血质、痰湿质。但这种分类法未体现出老年体质虚及痰瘀相兼贯穿始终的特点，不利于老年病的防治。鉴于此，根据老年气血阴阳的偏颇和自身体质特点，将其分为以下六种类型。

均衡质

属阴阳平和之体。常见表现为面色、肤色润泽，头发有光泽，目光有神，鼻色明润，嗅觉通利，味觉正常，唇色红润，精力充沛，不易疲劳，耐受寒热，睡眠安和，胃纳良好，二便正常，舌色淡红苔薄白，脉和有神。平素患病较少。对自然环境和社会环境适应能力较强。但这种平和与青壮年相比是低水平下的平衡。这类体质较少，是人们所期望的最佳类型。

气虚痰瘀质

由于气偏虚，不足以行血和津液，导致津血运行障碍而出现痰瘀表现的一类体质。平素气短懒言，语音低怯，精神不振，容易疲乏，易出汗，易患感冒，或病后抗病能力弱，易迁延不愈。

阳虚痰瘀质

因阳偏虚，失于温煦，导致津血运行迟缓而出现阳虚、痰瘀表现的一类体质，可由气虚痰瘀质发展而来。平素畏冷，手足不温，喜热饮食，精神不振，睡眠偏多，面色白，舌淡胖嫩苔白而润，毛发易落，大便溏薄，小便清长，脉象沉迟而弱。

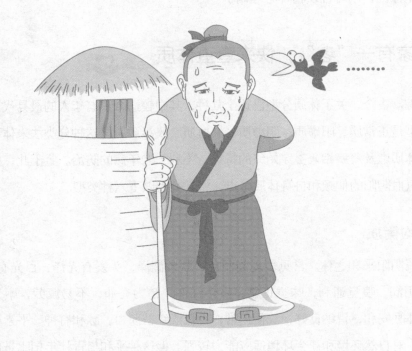

阴虚痰瘀质

由于阴精偏于不足，导致脏腑经络失养，气化不行，气机升降出入异常，津血运行障碍而出现阴亏和痰瘀表现的一类体质。怕热喜冷，五心烦热，潮热盗汗，喜欢吃冷饮，经常脸色红赤，口渴舌燥，易烦躁，小便短赤，常便秘，舌红苔黄燥少津，脉数等。

气阴两虚痰瘀质

气虚不足以行血和津液，阴亏不足以润脉，致津液运行障碍而出现气虚阴亏兼痰瘀表现的一类体质，进一步可发展为阴阳两虚痰瘀质。

阴阳两虚痰瘀质

因阳虚津血运行迟缓、阴虚不足以润养脏腑经络而出现阴阳两虚兼痰瘀表现的一类体质。

以上六型除均衡质外，其余是衰老的病理基础和多种老年病的重要原因。老年体质与老年病往往只是一个发展长链中的两个阶段。因此，了解老年体质分型，有助于把握老年病的发生本质和发展方向，有利于老年病的防治。

儿童体质，家长如何知道

现如今二胎政策刚刚开放，许多家庭便开始准备生个"二宝"，让自己的孩子不再孤独地成长。越来越多的家长开始把目光转向婴幼儿的成长方面。那作为一名合格的家长，你知道儿童的体质状况吗？

根据中医阴阳五行、八纲、脏腑、气血津液等基础理论，大致可将小儿体质分为正常质（型）、偏颇质（型）两大类。后者又可分为肺气不足质、脾气不足质、肾气不足质、心血不足质、肝血不足质、脾弱湿滞质、脾弱肝旺质、痰湿内蕴质、阴亏内热质等9种。

正常质

也称平人质。《素问·调经论篇》曰："阴阳匀平，以充其形，九候若一，命曰平人。"属正常质的小儿，其脏腑、气血津液、阴阳与形神之间，保持着动态的平衡。正常质小儿体质表现为：体型匀称，胖瘦适中，或略胖，或略瘦，面色红润，头发乌黑，精神活泼，表情自如，声音响亮，肌肉结实，饮食、二便均可，睡眠安宁，平时较少生病，指纹不红不淡、隐隐可见，舌苔正常，脉有力。

该类小儿先天禀赋充足，后天调理适宜，处于生长发育阶段，发育营养正常，抗病能力良好，但毕竟稚幼，脏腑气血未充，故易受六淫疠气及饮食所伤，以肺脾系统疾病为常见。机体患病后按照小儿病理特点发展转变，发病后容易传变，由表入里，易寒易热，易虚易实。同时，该类体质小儿再生康复力强，脏气清灵，容易康复。

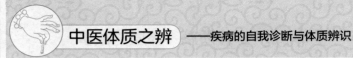

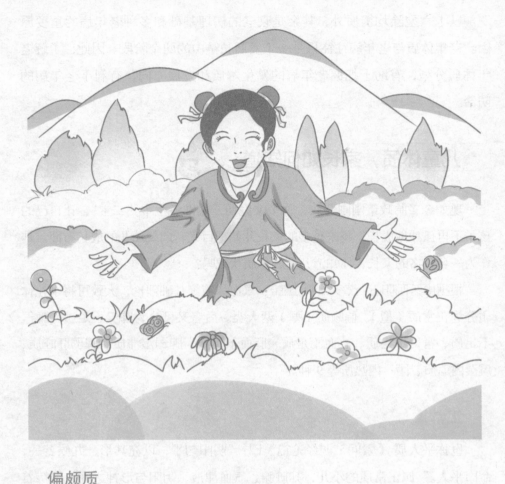

偏颇质

1.**肺气不足质**　该类体质小儿营养发育一般，面白气弱，哭声低怯，动辄汗多，易感冒，头发稀，肌肉一般，舌质淡红，苔薄白，脉细，指纹淡。可由先天禀赋不足，后天失调，或久病大病所致。因肺气不足，卫外功能失固，外邪易袭，由表入里，多患肺系疾病，以时行病、感冒、咳嗽、肺炎等常见。发病后，病证虚实夹杂，病理变化以寒化为主，故治疗时宜注意扶正补虚，驱邪不伤正，忌辛温窜散攻伐药物。平时可服玉屏风散等补益肺气，提高免疫力。

2.**脾气不足质**　该类体质小儿营养较差，面色萎黄，唇白少华，头发稀黄，形体消瘦，体重减轻，肌肉不丰，眼珠呈蓝黑色，山根色青，大便溏或不消化，有的干结如羊屎，口干喜喝水，进餐时喜用开水或汤类下饭，不愿咀嚼，食量少，速度慢，厌食，挑食，舌质淡红，苔薄白，脉缓，指纹淡隐。可由先天禀赋不足，后天失调，或久病大病所致。因脾气不足，消化功能失职，故易为饮食所伤，常患积滞、厌食、呕吐、泄泻等脾系病证。发病后，病初一般以实为主，以虚为次，故治疗时要用消导药配合补脾药。患脾系以外疾病时，治疗用药时要顾护脾胃，忌大剂苦寒攻伐，做到中病即止，否则易犯"虚虚实实"之戒。平时可服用四君子丸、异功散之类健脾益气，增进食欲。饮食时应注意有节制，不过饱过饥，进富于营养易消化食物，不使脾胃负担过重。

3. **肾气不足质**　该类体质小儿发育营养差，个体矮小，消瘦，头发稀疏，干涸无光泽，发细，立行较迟，夜尿多，或有遗尿，面白气弱，精神萎靡，目光少神，四肢乏力，形寒畏冷，冬季更明显，哭声语声低怯，不好动，舌质嫩，苔薄白，脉沉细或迟缓无力，指纹沉淡。可由先天禀赋不足，后天失调，或久病大病所致。因肾气不足，如治疗不力，失于调护，则易患五迟、五软、遗尿、水肿、哮喘等病证。患肾系以外疾病时，邪气易损气伤阳，病理变化以寒化为主。治疗时注意扶正助阳，勿汗泄太过。平时可适量服用健脾补肾类药物。脾为后天之本，为气血生化之源，肾为先天之本，肾气的充足有赖后天的培补，因此，健脾对肾气的滋养也是很重要的。

4. **心血不足质**　该类体质小儿发育一般，面色少华，口唇色淡，形体消瘦，头发稀黄，易心悸惊恐，脉细无力，舌质淡，苔薄。易发生心悸、惊吓、怔忡、血虚等病证。这类体质与先天禀赋不足，后天失调均有关，但后者为主要因素。

5. **肝血不足质**　该类体质小儿发育营养一般，面色萎黄，体重稍减轻，目干多眵，皮肤不润，头发稀黄，指甲干涸，两颧色红，舌质偏红少津，苔少，脉弦细。小儿体禀"纯阳""肝常有余"，感邪后热病多，如失治误治，极易引动肝风，出现抽搐、角弓反张、肢体瘫痪等症。

6. **脾弱湿滞质**　该类体质小儿发育营养一般或稍差，面目微浮，形体虚

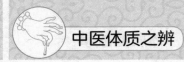

胖，肌肉松软不丰，倦怠懒动，脘腹痞胀，腹隆如蛙腹，纳呆，大便不化或溏，常夜间大便，睡卧露睛，舌质淡胖，苔厚白腻，脉细濡。这类体质与脾气不足质（型）有相似之处，不同的是该类小儿有湿滞表现，脾虚与湿滞并存。因此也易患厌食、积滞、泄泻等脾系疾病，但治疗上除应用健脾消导药外，还应添入行气化湿类药物，如扁豆、茯苓、薏苡仁、厚朴、藿香等。平时保健可服用七味白术散、参苓白术散。饮食应少进冷饮、油腻、厚味、糖类食物。

7. 脾弱肝旺质　该类体质小儿发育营养一般或稍差，形体消瘦，性格暴躁，稍不顺心摔物骂人，睡眠不深，夜寐易惊，食欲缺乏，头发稀黄，时有腹痛，发热时易出现抽搐，舌淡红，苔薄少津，脉弦细。该类体质与脾气不足质（型）亦有相似之处，即皆有脾虚，不同的是该类小儿兼有肝旺表现。因此，常患土虚木盛病证，如疳证、泄泻、慢惊风、小儿麻痹症、佝偻病等。治疗上要扶土（脾）与抑木（肝）药物同时应用，抑木药常用白芍、麦芽、生牡蛎、钩藤等。

8. 痰湿内蕴质　该类体质小儿发育营养一般，形体偏胖，肌肉松软，面色白或苍白少华，表情淡漠，身体困倦，不喜欢活动，四肢欠温，动则出汗多，喉中常有痰鸣，睡时痰鸣加剧，多涎滞颐，饮食不振。大便多溏，易腹胀，舌质淡胖，苔白腻或厚腻，脉细濡，指纹青滞。多因先天禀赋不足，或病后失调所致。因小儿痰湿内蕴，易受寒湿所侵和饮食所伤，引发痰饮咳嗽、哮喘、吐泻、湿疹、肿胀等病证。发病后，病邪多伤阳气，导致脾肾阳虚，水湿痰内停，久而肺脾肾三脏气机失利。病理变化以寒化为主，故治疗时应注意以健脾化湿，温阳化气，疏利气机为主，结合临床症状辅以宣肺、化痰、降逆、利水、止咳等。忌滋腻黏滞、阴柔之品。平时饮食忌生痰之物，如油腻、冷饮、甜类和不消化食物，可适当服用六君子丸之类药物。

9. 阴亏内热质　该类体质小儿发育营养一般，形体消瘦，唇面多赤，皮肤干涩，头发黄，精神兴奋，易患多动症，口干口渴，手足心热，食少便结，夜间汗出，或潮热盗汗，睡眠不宁，夜间梦多，小便黄而臊臭，舌质红，苔少无津，脉细数。多因先天禀赋或后天饮食失调所致。因阴亏兼挟内热，故此类小儿患病后病理变化易热化，引风生痰，或耗伤津液，耗血动血，易患火热证候，出现高热、抽搐、神昏、谵语等症。若病情迁延则成阴虚内热证。治疗时应清化内热与养阴护津并举，不能过用苦寒、泻下之品，以免伤津耗气，阴虚内热加重，使病情恶化。平时应多吃蔬菜、水果等微甘寒食物，饮食应少进辛辣炙炸烧烤、狗肉、羊肉等热性食物。平时可适量服用沙参麦门冬汤、六味地黄丸、参（参须、太子参、西洋参）麦汤类药物。

　　总之，上述 9 种体质是比较常见的，多数以单一表现为主，但也有少数小儿相兼而见上述体质，有的可相兼两种以上。同时，人体体质不是一成不变的，随着环境、气候、饮食、药物等作用，可相互转化，就是正常体质类型，由于疾病或用药不当，失治误治，饮食调护失宜，也会转化成其他类型体质。小儿处于生长发育阶段，可塑性大，熟悉小儿体质类型，可针对其特点给予相应调治保健，使不正常体质转化为正常体质，提高患儿免疫力，保障身体健康。

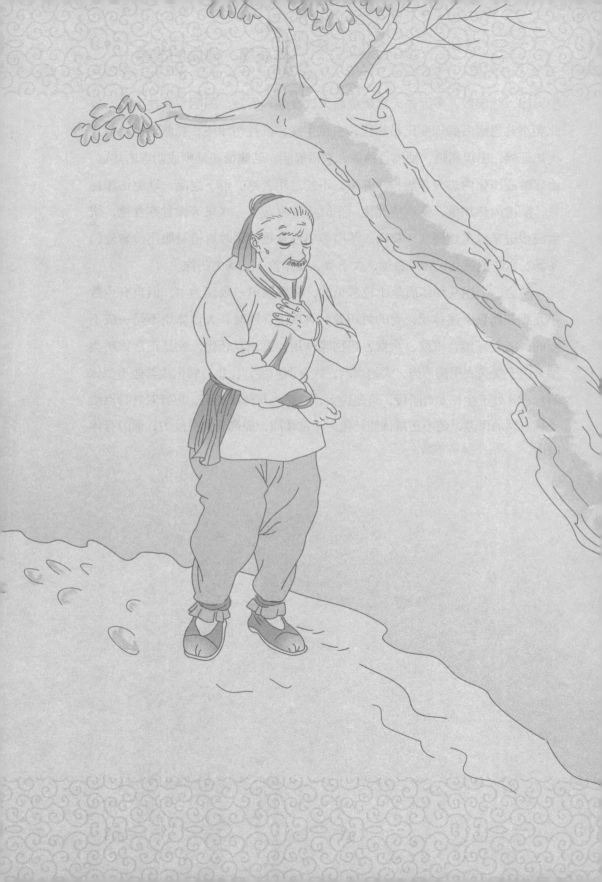

辨识篇
自我诊断小妙招

导言

　　从《舌尖上的中国》到心灵的窗户，从手相、颜值、美妆到看脸的时代，观察口舌齿甲、耳目眉发，从手到脚，每一项都是人们最感兴趣的话题，每一法都是切实可行的方略。自我诊断小妙招从实际情况入手，内容丰富准确，解读细致生动，那些具体独到、极具典型性的诸多范例，读来妙不可言。

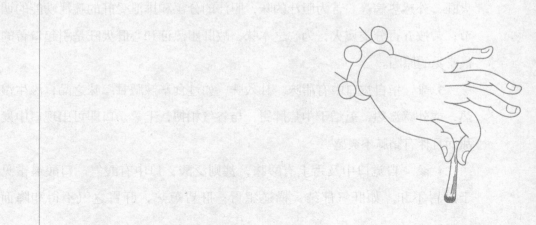

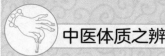

不了解舌头发出的信号，还怎么做一个安静的吃货

你有没有在看《舌尖上的中国》时垂涎欲滴？有没有因为深夜朋友圈里晒出的美食而抓狂？或者，你有没有想过总有一天要吃遍天下美味？可如果你都不了解舌头发出来的信号，还怎么安静地做一个吃货呢？

舌，是我们感受美食的重要器官，正是美味挑逗着我们的味蕾，才让我们的大脑变得欣喜。可如果我们的舌头"不乖"，往往身体就会有异常的感觉。舌觉异常是指在未进饮食或无其他刺激因素存在时，舌上出现的异常味觉或其他感觉。中医学将舌觉异常称为口味异常，是作为疾病的一个症状出现的，认为它的产生是机体气血阴阳失和、脏腑功能失常的反映，治疗均着眼于调整机体内部的阴阳气血，所以在一些舌诊专著中，都不列舌觉异常这一项，但这却是一个不容忽视的信号。

生活中比较常见的味觉异常有酸、苦、甘、辛、咸、淡。舌的其他感觉异常有黏腻不爽、麻木、灼热疼痛等。从临床观察来看，舌觉异常确能提示某些脏腑的病变。我们来看下面这些你是否感受过？

1. **淡** 指口中无味，舌的味觉迟钝不敏锐。口淡多见于寒证、虚证。如脾胃虚寒，湿阻脾胃，外感风寒未化热者。

2. **甘** 指自觉口中有苦味。口苦多见于热证，如胃热，肝胆湿热，心肝火旺，外感热病等。苦为胆汁的味，胆汁的分泌和排泄受肝的疏泄功能的调节；苦按五行分类属火，为心之本味，故肝胆热证和心肝火旺是引起口苦的最常见的原因。

3. **甜** 指自觉口中有甜味。甘入脾，如过食辛辣肥甘厚味之品，滋生湿热，或外感湿热，蕴结于中焦脾胃，与谷气相搏，上蒸于口即可出现口中发甜而且伴有黏腻不爽感。

4. **酸** 自觉口中及舌上有酸味，甚则泛酸，口中有酸气。口酸最常见于肝胃不和。如肝气郁结，横逆犯胃；肝胃蕴热，肝胃之气不得和降而上逆，每见嗳气泛酸。此外，暴饮暴食，或脾胃虚弱，食化艰难，浊气上泛于舌也可见口酸，多伴有脘腹胀满，口气矢气酸败腐臭，厌食，苔厚腻等症状。

5. 涩　舌上有食生柿子后的感觉。这种舌觉的产生主要是由于燥热伤津所致，故常与干燥糙裂舌并见。此外，寒湿证过服温燥之品也可产生干涩舌觉。

6. 咸　自觉舌上有咸味。咸为肾之本味，口咸多与肾阳虚衰水寒上泛有关，也可见于脾虚不能制水，以致水反侮土。

7. 腻　指口腔舌上常觉黏腻不爽，多与厚腻苔并见。产生这种舌觉的原因主要是由于湿浊、痰饮等邪气停滞中焦，中阳被困所致。如舌腻而甜，多为脾胃湿热证；舌腻口黏而苦，辨证多为肝胆湿热；黏腻而口淡无味，则多见于脾气虚水湿不运，湿阻中阳证。

8. 麻　指舌体麻木不仁，感觉迟钝。舌麻多见于血虚、痰盛及肝风内动证。《辨舌指南》指出："舌麻者，血虚也。麻木而伸不出者，内风挟痰也，若舌麻木连口，延及嘴角、头面，证见呕吐痰涎者，痰多气滞也。"血虚者舌体失养故麻木不仁；痰盛者，阻塞舌络，故舌麻木而强硬不灵；肝阳偏亢则化风，筋脉劲急则舌麻震颤，或舌强语謇，吞咽不利，多为中风之先兆。此外，某些药物有毒性（如乌头、半夏、天南星等），服之不当，亦会出现口舌麻木。

9. 灼热疼痛　舌上有火烧样的疼痛感觉。这种舌觉的产生多因火邪内盛上炎于舌所致，火有虚实之分，临证以实证居多。舌灼热疼痛感常与舌尖红赤、舌红、口舌生疮等同时出现，中医辨证多为心火上炎、心脾热盛等证，前者主要表现为舌尖红赤灼痛或口舌生疮，后者则表现为舌体红赤肿胀灼痛。此外，虚火（如阴虚火旺证、阳虚浮阳不潜证）也可见口舌生疮，但一般疮处多不太红肿，疼痛烧灼感也不重，甚则不痛，分泌物不多，口臭、舌红、苔黄、便干、尿黄、烦躁等实火症状不甚，而有阴虚、阳虚的见症。

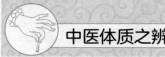

教你怎么"看手相"

　　看手相，在现实生活中往往是作为测算命运的一种方法。通过"手相"知晓未来的吉凶祸福，当然不是中医学研究的内容，那么今天就教教你中医如何通过"看手相"诊察疾病。

　　手是人外在的头脑，它的行动与大脑几乎一致，手的敏感性比人体其他部分要强得多。西方研究手相的学者说"手是人类心灵的外在窗户"，中国则有句俗语说"十指连心"，我们的祖先对手早有研究。

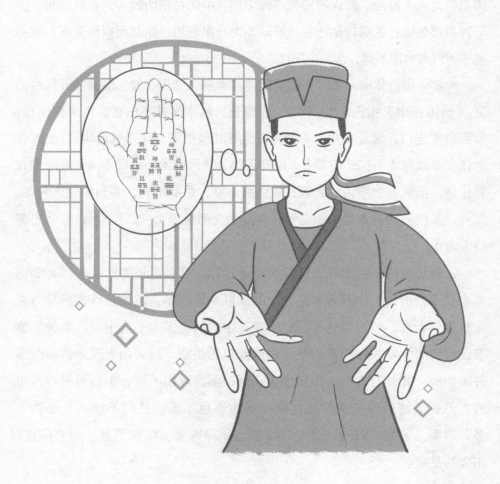

第一步，先观察手掌，手掌中心称为心包区，心包区是预知心脏的重要区域。如果心包区有压痛感的话，或者是比其他部位的皮肤坚硬、过柔、过冷、过热等，都是提示我们需要多注意自己的心脏了。其他和心脏有关的部位就是精心区，位于环指或小指间的根部，也可以反映心脏的功能。

很多人对自己手掌的感觉很敏感，我们经常会听到有人说自己的手掌很潮湿，容易出汗，不管天气寒热，或是说自己的手掌很干燥，皮肤很硬的感觉。还有的人手上会无缘无故地生茧子，一般情况我们都知道手掌皮肤经常受到摩擦的地方长茧再正常不过了，比如弹吉他的人五指指尖上就有茧子。但是如果不是因为这些长期摩擦出现的茧子就值得我们注意了，下面和大家讲讲手掌出现这些异常感觉和现象通常提示着我们什么。

手掌湿冷：多见于情绪激动或精神紧张的人。如果手掌湿冷并且伴有脸色苍白、虚汗淋漓，则多为虚脱的征兆。

手掌湿热：多见于甲状腺功能亢进的患者，如伴有眼突、颈粗、心情急躁易怒等症则可确诊。

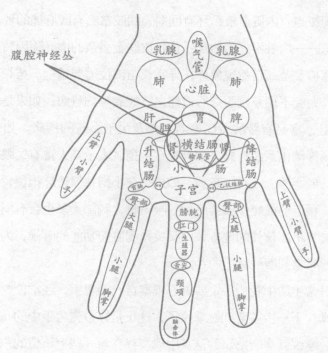

手掌干热：多因发热所致，还常见于阴虚体质的人或者结核病患者，自觉掌心很热，特别是午后和入夜时。

手掌多汗：见于神经质的人。有些人由于神经末梢血液循环功能障碍，也可以出现这种情况。

手掌无汗：见于手部照射过量的X线或局部硬皮病等患者。此外，服用阿托品等药物可暂时抑制汗腺分泌而导致手掌无汗。

手掌软：如果一个人手掌厚而无力，弹性差，则表示精神欠佳，疲劳乏力；一个人的手掌如果软细薄而无力，说明精力衰退，体弱多病。手软的人一般都是用脑干活的人。中国有句古话说：手掌如棉，闲而有钱。说的就是这样的人。

手掌硬：手掌肌肉直、缺乏弹性者，多为血气抑制，经脉不通，适应力差；手掌硬直而瘦者，多为消化系统功能有问题，循环系统不是很好，凡事多固执，缺乏随机应变的能力。手硬手粗的人一般都是劳力者，用力干活的人。中国有句古话：掌硬如铁，奔波不歇。

手掌出现斑点：内脏血液循环有问题，四肢常会有酸麻痛的现象。

手掌有茧——内脏不好的信号：茧是皮肤上多余的肉，除因特殊原因手掌长期和物体摩擦长茧属自然现象外，异常长茧部位需要重视。茧长在环指，女性表示其人有月经不调及剖腹产后遗症之腰酸痛等妇科病；如果是男性，表示其肾功能衰退，常易有腰酸背痛等内分泌及生殖系统的疾病。如果茧长在示指，表示胃肠等消化系统有异。如果长在中指，表示其人常有失眠等所谓脑神经衰弱现象，或心悸，或心脏衰弱。如果长在小指并靠近环指位置，多数人会有喘的现象，稍运动或爬楼就会感到呼吸不畅，胸部大多也会有闷的感觉。因此，如果茧长在不应该长的地方，而又关系到脏腑功能的时候，为使内脏恢复正常，一定要时常刺激经络上的井穴。

所以在日常生活中我们一定要细心观察自己的双手，经常检查一下手掌。

看过手掌，下一步就要细看掌纹了，这正是算命先生手中的一把王牌。而在中医眼里，掌纹就像晴雨表，这其中确实存在着一些有价值的东西。人体内部的疾病是很难用眼睛直接看到的，只能通过反映到体表的信息，推测内部疾病的发生和变化；聪明的古人注意到手掌的变化与疾病有一定关系，"掌中热则腑中热"，这便是最初的手相术。

我们看掌纹基本大家都知道主要的三条线：生命线、智慧线、感情线。而且大家一般都是把这些当作茶余饭后闲聊运势的东西，一般也不会太教条，只当作一种娱乐罢了。不过很多时候一些明显的掌纹变化却是能够反映我们身体的疾病状况的。

生命线：起源于示指与拇指之间，呈抛物线形，一直延伸至手腕线。健康的生命线其手纹线条深刻明显，清晰不断，呈粉红色，逐渐变细，抛物线所包围的大鱼际范围越大，则身体素质越强。生命线主要提示人的精力、体质、能力、健康和疾病状况。纵观生命线的特征，起端多数有链状纹，提示小孩时期营养不良，体弱多病，多发生头部及咽喉部疾病。中段多数有阻力纹干扰，提示中年多有疾病意外和压力干扰，多发生消化系统疾病。末端鱼尾纹提示晚年精力衰弱，体弱多病，多发生腰腿和泌尿生殖系统疾病。生命线一般越长越好，但是生命线短也不是就说明寿命短，只是提示早期生命力旺盛，晚年体弱多病，此类人早年不要太过拼搏，不要以为身体素质好，忽略保养，晚年更要注意保养。

智慧线：一般起点与大鱼际线连在一起，纹线逐渐变细终于小鱼际到环指下垂直线外。标准的智慧线纹深而长，明晰不断，颜色红润弯曲成优美的弓形，表示其人智慧高，心情乐观而健康。此线向来被认为反应智慧、脑力与神经系统的强弱。智慧线起端有链状纹表示幼年营养不良，多患有呼吸系统疾病，容易感冒，喉咙发炎。中段有干扰纹，表示中年用脑过度，比较劳心，容易头晕头痛。末端太长、分叉、鱼尾纹，则容易神经衰弱，失眠，多梦，易醒，难入睡。

感情线：由小指侧的掌边开始，弯向示指方向，到达示指和中指指缝之间为标准。健康的感情线纹理清晰、深刻，连贯无断裂，颜色红润，末端不短于中指中心垂直线。感情线用来推测健康情况，尤其是与心脏的关系最为密切。

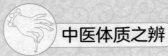

它能清楚地反映出心脏为主的循环系统的运行状况。感情线起端见岛纹多，反映头部、咽喉疾病。中段见阻力线切过，有岛纹，易患循环系统、呼吸系统疾病。感情线末端（中指以上）分叉、鱼尾纹，易患乳房疾病。感情线过长到达示指，自幼多患胃肠疾病，消化吸收不良，容易感冒。

"看手相"实际并非只是"看"这么简单，是望诊和切诊的巧妙结合，如果能够结合手掌的分区综合分析，你也将会是一个"看手相"的大师，下次见到朋友还能小嘚瑟一下呢。

【 小贴士 】

人体 12 条经络，有 6 条经络直达手指端，占了人体经络的一半。手掌信息与我们全身相联系，手部 6 条经脉循行，与全身各脏腑、组织、器官沟通，大约有 99 个穴位（区）。

指尖各有经穴，分别与内脏有密切的关系。五指对应的经络及脏腑如下（表 2）。

表 2　五指对应的经络及脏腑

手指	经络	脏腑
拇指	肺	心、肺
示指	大肠	胃、肠、消化器官
中指	心包	五官、肝脏
环指	三焦	肺、呼吸系统
小指	心、小肠	肾、循环系统

【小贴士】

　　分享一个小妙招，用一只手的拇指和示指捏住另一只手，在每根手指的指甲两侧，反复地进行按压。从小手指开始，一个一个地捏，感觉一下有没有特别疼痛的手指。如果感到特别疼痛，就表示与此穴位相关的内脏器官出了问题。

　　拇指疼痛：拇指中的少商经穴，与肺联系紧密。若拇指疼痛，有时甚至会痛得跳起来，则说明你的肺部有疾病。

　　示指疼痛：示指上有与大肠相关的商阳穴，有便秘现象时按压这个手指深感疼痛的人，大肠可能有问题。

　　中指疼痛：中指上有一个中冲穴，位于包围心脏的心包经上，因炎热而使心脏无法承受时，这里会感到疼痛。

　　环指疼痛：在环指的三焦经上有一个关冲穴，感冒发热时揉此部位即可。按压疼痛时可能是喉咙痛或头痛。

　　小指疼痛：是心脏或小肠有毛病。靠环指一侧的小指指尖有少冲穴，另一侧有少泽穴。少冲与心脏有密切关系，所以心脏病发作时，用力按压小指指尖，可使发作缓和些，少泽是小肠的经穴，小肠情况不佳时，可用力按压此指尖。

　　按压到痛处的时候可以顺势把疼痛的手指反复揉搓一下，可以促使疾病缓解，但切忌用力过猛或者按揉时间较长。每次可按摩 3 分钟，每天按摩 1～2 次，按摩力度适当。

　　下面有一首手诊歌，朗朗上口，可以让你更好地掌握手诊，赶快学起来。

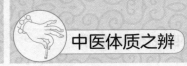

手心出汗肺脾虚，指肚泛红血脂高；

五指关节青筋暴，末梢循环定不好。

消化吸收看五指，指间有缝肠胃虚；

指甲竖棱肝病变，指根凸起大便差。

大鱼际，有深纹，心律不齐易心慌；

手腕延伸小鱼际，青筋明显会腰痛。

指甲颜色常泛白，记得补血补肾脏，

右手虎口手掌面，定位肝脏快又准。

视力不好有粗纹，有了细纹筋腱差，

手心颜色红青灰，胃部定是有疾病。

拇指指根纹理乱，胃部疾病早防范，

左手虎口手掌面，脾脏就是好判断。

早晚按揉健身体，口气清新免疫强，

女性乳腺看右手，手腕横纹摸两旁。

不平滑，有疙瘩，乳腺增生早预防，

示指指甲脑血管，凸棱明显是硬化。

女性痛经和血块，中指指根青筋暴，

生殖疾病最难查，男左女右记心上。

指甲是个小顾问

　　指甲，如今也已经成为女性朋友们化妆的一部分了，用化妆前的时间来观察观察我们的指甲，你又能知道什么呢？

　　中医学认为"爪为筋之余"，爪，即指

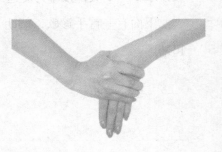

（趾）甲。《灵枢·天年篇》说："肝之华荣在爪甲，其充于筋。"就是说筋（指甲）和肝的关系。筋支配着全身肌肉关节的运动，依靠肝血来营养，故有"掌受血而能握，指受血而能摄"和"肝主筋，其华在爪"等说法。肝血充足，则指甲红润；肝血不足，则指甲枯槁、变薄、变软。

指甲是显示全身疾病的窗口。健康人的指甲平滑、光洁，有一定的弧度。甲床由丰富的毛细血管构成的血管襻，供给指甲组织正常生长所需要的氧和营养物质。指甲的外形、光泽、颜色的变化，可以反映出机体的健康状况。全身性疾病，尤其是血液病、呼吸系统疾病、营养不良、食物中毒等，都可以影响到指甲的颜色、形状、表面光泽度及厚薄程度等。因此指甲能够作为显示全身疾病的一个重要"窗口"，具有临床诊断意义。

一般来说，拇指指甲多反映头部、颈部病变；示指指甲反映头部以下膈肌以上的病变（包括上焦、胸、心、肺等）；中指指甲反映膈以下至脐以上的病变（中焦、肝、胆、脾、骨等脏腑疾病）；环指指甲反映脐以下至二阴之上区间的病变（下焦、肾、膀胱、肠道等疾病）；小指指甲反映二阴以及下肢的病变（下焦、二阴、两下肢等）。这种不同手指指甲代表身体整体性的观点有人称为指甲的胚胎（全息相）。握手时五个手指的指甲呈现的表象宛如一个胚胎婴儿图像。

正常指甲的甲板长宽大小比例适宜，表面呈微曲的弧形，厚薄适中而坚韧、光滑润泽、淡红含蓄，甲半月弧清晰，指甲轻按即变白，松开后很快恢复粉红色。这种情况表明指甲反映的身体状况是气血充足、经络畅通、脏腑调和、身体健康。

白甲：贫血、营养不良。甲面有白斑，提示肠道寄生虫，有众多白点出现，提示异常变化，消化功能障碍，短时间可消失。若杂乱浊白色或黑灰色，为灰指甲病。

红甲：甲板充血，暗红色，提示热证。心衰缺氧也可致甲呈紫红色。

黄甲：提示肝、胃、子宫疾病征兆。

蓝甲：心脏功能障碍，缺氧、瘀血。

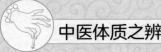

青甲：多见心血管疾病，急腹症。若再出现青褐瘀斑，提示恶变信号。孕妇十个指甲全发青色，建议立即去妇科检查胎儿是否死于腹中。

黑甲：提示心血瘀阻。若十个指甲根皮带紧缩，皮囊又呈咖啡色，并有倒刺，提示心火旺盛，心脏神经官能症。应注意休息，调节大脑加强营养。

绿甲：多为接触原料所染。

拇指甲面出现一条不凸纵黑线纹，提示三酰甘油高，血稠，脑动脉硬化信号。

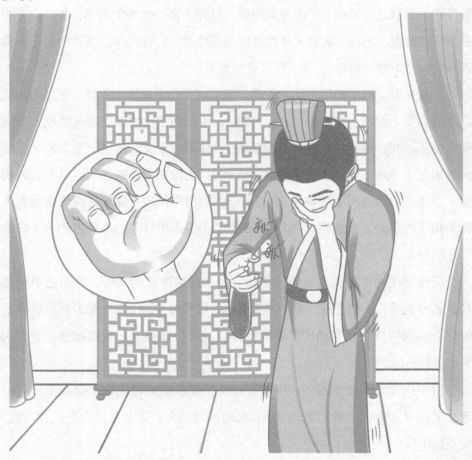

除指甲颜色外，从指甲形状也可以看出某些疾病信号。比如：狭长甲：易患神经官能症，脊椎骨性疾病；甲小宽而短，色红：提示头痛，高血压；贝壳甲：提示结核疾病；两头小而中间大：提示心血管病，易患脊髓炎病；反甲：

十个指甲呈勺状，为长期患糖尿病史；爪甲：提示关节炎及其他慢性炎症，若十个指甲小弧度下弯，建议去医院检查内分泌障碍；薄甲：呼吸及消化功能差，体弱耐力差，易患神经衰弱；长大甲：甲体占本指节 3/5 以上，易患呼吸系统疾病；甲硬易断裂：贫血症；圆形甲：提示易患偏头痛；点状凹形指甲：易患皮肤病，维生素缺乏，高热，肺结核，风湿热；扇形指甲：甲前端横面大于甲根横面，且前端翘起后端呈陷状，提示性功能弱，甲状腺疾病。

【小贴士】

指甲，又叫筋退，可以入药，《中华本草》载：味甘、咸；性平，有止血、利尿、去翳、止鼻衄、尿血、咽喉肿痛、小便不利、目生翳障、中耳炎的功效。

你的秀发需不需要秀一下

现如今，头发对于我们每一个人来说都是一种形象的代表，我们可以根据自己的喜好随意变换发型和颜色，但是很多时候稀疏、发黄的头发总是让大家很困扰，影响美观，但与此同时它也预示着我们身体的一些病变。

一头乌黑浓密的头发不仅可以让我们看上去很健康，同时它也有很好的保暖功能，除此之外还具有散热、保护头部、缓冲外界物体对头部的伤害、阻止或减轻紫外线对头皮和头皮内组织器官的损伤等功能，同时它还有一个排泄功能，能够将人体内有害重金属元素如汞、非金属元素如砷等排出体外。

那么究竟是什么因素决定着我们头发的好坏呢？中医学认为是肾气。肾主黑色，头发乌黑与否与肾的好坏密切相关。头发是否滋润也与肾有很大的关系。中医学认为肾主水，如果一个人的肾气特别旺盛的话，头发就滋润，就不容易脱发。头发的好坏与气血也有关系，头发有一个别名叫"血余"，即"发为血之余"，意思是说头发是由多余的血液生成的，人体如果血液充盈，头发自然浓密；如果血液亏虚，那么头发失去濡养，自然干枯、开叉，以至于逐渐

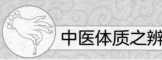

脱发。"肝主藏血"，头发好坏也与肝有关。肝功能正常，人体血液才能正常运输、贮藏、调节，头发才能得到血液的滋养。反之，如果肝血不足，头发就会变白、干枯，最终导致脱发。

当然，除了罹患某种疾病，其他原因也会导致脱发，比如肾虚、肺功能减弱、营养缺乏、身体肥胖等。不良的生活习惯也会导致脱发，比如过多的应酬，大量吸烟饮酒、频繁的夜生活，嗜食肥甘厚味、辛辣，不爱吃粗粮和蔬菜等。此外，使用碱性过强、质量低劣的洗发护发用品，不当的烫发、染发、梳发、吹发等均会对头发造成伤害，引起脱发。

头部患有脂溢性皮炎会造成脱发。多见于青壮年男子。原因是皮脂分泌过多，发乳头堵塞，局部发生炎症所致，可能与脂肪代谢障碍、精神刺激、维生素缺乏等因素有关。多发生在前额及颅顶部，表现为毛发均匀性稀疏，有的会发展为秃顶，常有脱屑和不同程度的瘙痒。

缺铁性贫血也会引起脱发。人体头发毛囊细胞很喜欢氧，一旦缺氧，毛发的生长就会受到影响，有时候脱发甚至可能是贫血的唯一症状。

总的来说，脱发患者大多数肝肾两虚，致使精不化血，血不养发，发无生长之源，自然就会因毛根空虚而脱落。

头发颜色的异常也不容忽视。作为亚洲人，我们的头发一般为黑色或者黑褐色。头发黑而有光泽，是人体健康的标志，是精血充足、肾气旺盛的表现，黑色素越多则头发越黑。但是如果头发过分黑或者一直都不太黑却突然变成漆黑则有患癌症的可能。如果头发发黄且干枯稀疏，则多是久病体虚或者营养不良引起的，多为精血不足、不健康的表现；黄褐色或淡黄色则是甲状腺功能低下，或者高度营养不良。重度缺铁性贫血和大病初愈等也会导致体内黑色素减少，使黑发逐渐变为黄褐色或者淡黄色。中老年人如果出现头发斑白或者是全白的现象一般都属于正常的生理衰老现象，但是如果青少年有白发，且伴有肾虚的症状，则为肾气亏虚的病征。头发如果在短时间里突然大量变白，而且面部红，口苦，烦躁易怒，则为肝病的表现。年轻人头发早白，可能是由动脉粥样硬化、结核病、贫血、胃肠疾病等引起的。黄种人的头发略呈棕红色也属正常现象，但是头发自然变成红色或者是红褐色，则可能是由铅、砷等重金属中毒引起的，应及时就医确诊。

浅画镜中眉，探知身上疾

如果说人的眼睛是一幅画，那么眉毛就是这幅画的画框。眉毛充当着眼睛卫士的角色，当脸部出汗或者淋雨的时候，它能挡住雨水和汗水，防止其流入眼睛，也能防止眼睛上方落下来的粉尘和异物，成为眼睛的天然屏障。

《黄帝内经》云："美眉者，足太阳之脉血气多，恶眉者，血气少也。"由此可见，眉毛长粗、浓密、润泽，反映了足太阳经血气旺盛；如眉毛稀短、细淡、脱落，则是足太阳经血气不足的象征。眉毛浓密，说明其肾气充沛，身强力壮；而眉毛稀淡，则说明其肾气虚亏，体弱多病。

若眉毛稀淡疏少可能是由于日常饮食不均衡和有不当的生活习惯，比如熬夜、烟酒过量、运动过度等，都会造成内分泌、荷尔蒙失调，造成眉毛脱落。当人的情绪过度紧张、焦虑也会导致眉毛脱落。眉毛脱落也可能是因为甲状腺功能减退、垂体前叶功能减退等造成，以眉的外侧脱落最为明显；麻风病患者早期也会出现眉毛脱落；斑秃患者也有眉毛脱落症状。当身体有其他的疾病，比如白血病、贫血、营养失调等也会影响眉毛的生长。

针对这样的情况，平时应该注意饮食清淡，少吃油腻的食物、甜食、刺激性食物，多吃新鲜的蔬菜、水果。

耳朵是个大人物

我们的耳朵像是未出生的胎儿，不仅能反映疾病，也能够治疗疾病，针灸学上就有耳针这一治疗方法，下面让我们一起来认识认识这个大人物。

《灵枢·本脏篇》曰："黑色小者，肾小；粗理者，肾大；高耳者，肾高；耳后陷者，肾下；耳坚者，肾坚；耳薄不坚者，肾也脆；耳好前居牙车者，肾

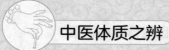

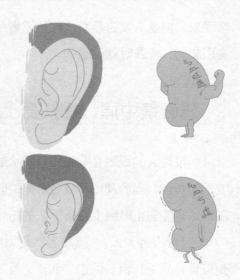

端正；耳偏高者，肾偏倾也。"也就是说从耳形、纹理的粗细、陷坚、厚薄等可以分析出人的健康状况。

正常人耳的形态色泽好且肉厚。耳厚大的人提示肾与其他脏腑气血旺盛，人健康且一般不易生病。耳朵小而且肉也薄的，是肾气和其他脏腑气血亏虚的外候，容易患病。耳轮甲错，提示体内有瘀血，耳郭失去濡养或者为肠痈。耳郭肿而红的人，多为肝胆两经有热或胃经蕴热。耳垂皱纹直接反映了心脏的健康状况，同时还常与动脉硬化有关。此外，如果耳部有竖纹，则表示肾功能低下。耳朵若隆起变形，如果呈现结节状圆形隆起，则说明有头痛；如果呈链珠状隆起，则说明有肥大性脊柱炎；如果呈片状隆起，则说明腹胀等。

除了耳的形态、大小、厚薄之外，耳的颜色也能给我们很多提示。正常的耳朵色泽微黄，有光泽。天气冷的时候可能被冻红，甚至生冻疮。如果健康人耳朵不因气候因素而突然变红，则需要提高警惕。如果耳朵变得红赤，则说明上焦心肺积热，或为肝胆湿热火毒上蒸，或外感热毒所致。如果病情拖延较久，耳郭往往呈微红色。耳垂易生痂皮者，说明体内糖过剩，预示糖尿病。耳郭变白，变薄，则说明肾脏出了问题，生命垂危；如果耳朵变厚、变白，则说明气虚有痰。耳朵变黑，要警惕肾脏疾病，有时也可以见于剧痛患者。如果耳郭呈深褐色，一般是慢性病变，病愈后在相应的耳穴上呈现色素沉着。如果耳垂纯黑，说明为肾实证；如果为浅黑，说明为虚证。

上面这些都是一些可以客观观察到的耳朵的变化，但有的时候是我们自身的一种耳部异常感受，这些感受也值得我们重视。比如有的人耳朵会不时地痛一下，但是过一会这种感觉又会消失，或者一只耳朵里面总是嘶嘶地痛，渐渐地发展成两只耳朵，又或者耳朵总是在乘坐飞机后开始发痛，还伴有耳闷、耳鸣等现象。这些现象有时是短暂性的或者疼痛不明显，但是如果出现明显的耳痛现象就可能是耳部已经出现了病变，这个时候需要及时到医院就诊。

耳痛是耳郭及耳内部发生的疼痛，是一种常见的症状，尤其常见于儿童。耳部神经分布十分广泛，而且很丰富，并与其他器官紧紧联系，所以一旦其他器官有病，就可能引发耳痛。比如牙齿和牙龈的疾病也会引起耳痛。有些方法可以防止耳痛，比如在耳朵疼痛时，可以采取坐立姿势，这样有助于消肿和缓解疼痛；或者嚼一片口香糖，可以利用肌肉活动来打通耳咽管，从而减轻疼痛感；睡觉的时候将头部稍微垫高，这样也可以缓解耳朵的疼痛。同时需要注意耳朵的保暖，耳痛时可以将吹风机置于距离耳朵 5 ～ 10 厘米处，让暖气缓缓送入耳朵，可以有效缓解疼痛。如果乘飞机或者火车时发生耳痛，可以先吸口气，然后捏住鼻子，将空气挤入鼻腔内，如果听到啪的一声，说明耳内外压力平衡，这样就可以减轻疼痛。同时还要注意，在飞机降落的时候不要睡觉，以免耳朵不能跟上气压变化而不舒服。在平常的时候应该保持耳朵干爽，不要躺着饮水或者吃流质食物，不管是洗澡还是游泳，尽可能不要使水渗入耳朵。如果进水要立即用棉花将水分吸干。

耳鸣在日常生活中也很常见，如果耳朵总是嗡嗡作响，而且还伴随腰痛和尿频很有可能是肾衰弱的信号。而且，耳鸣的出现常是心血管系统存在隐患的征兆，是冠心病的重要信号。此外，耳鸣也可能是更年期综合征的预兆，特别是休息不好的人更加严重。所以平时要保证身体得到休息，不要长期处于高噪声的环境中，不要长时间使用耳机，养成良好的用耳习惯。

嘿，你的眼睛出卖了你

有的人看别人一眼就能够知道别人在想什么，或者知道这个人有没有说谎，其实，是我们的眼睛出卖了自己。都说眼睛是心灵的窗户，一个人的眼睛最能体现一个人的性情和内心，其实这种说法正和我们的中医学理论不谋而合。一个好的中医，能够通过你的眼睛探知你的健康状态。

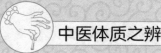

《黄帝内经》"肝开窍于目，目受血而能视"，《审视瑶函》（又名《眼科大全》）中说"目光者，谓目中自然能视之精华也，夫神光源于命门，通于胆，发于心，皆火之用事"。都说明目神能够反映脏腑的功能情况，尤其能够反映心、肝的功能。

一般情况下，目睛黑白分明，清莹透彻，视物清晰，为有神之相。如果出现异常则白睛暗浊，黑睛色滞，视物错乱，无神。下面是一些比较常见的现象反映的情况。

(1) 目光滞涩，凝视一处，提示精神神志异常或内心有难言痛苦，甚或患有精神病。

(2) 目睛上视，古人称瞳子高，常提示太阳经不足，多见于发热，为痉厥之先兆。

(3) 眼珠转动不停，不断地改变视线，提示此人心绪烦乱，精神紧张，心情焦躁。

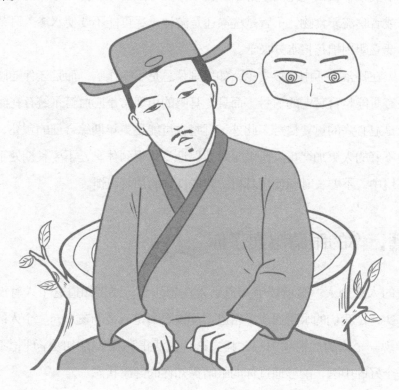

（4）目不转睛，凝视一点，同时面部肌肉僵硬如假面具，表情呆滞，多患有精神分裂症。

（5）目光畏怯，不敢正视对方，提示精神紧张，心情恐怯。

（6）怒目圆视，声高气粗，常提示肝胆郁热、肝阳上亢或有甲亢、高血压病等。

（7）突然目睛微定，然后恢复正常，提示痰热内闭，可能患有癫痫。

关于眼睛的中医理论学说，首要的就是五轮学说。五轮学说创始于唐代，历经千余年，在中医眼科学上很有临床价值。五轮之轮，《医宗金鉴》中说："谓之轮者，目睛运动为轮之意也。"五轮就是指肉轮、血轮、气轮、风轮、水轮。

肉轮指眼睛的上下胞睑，包括眼睑皮肤、皮下组织、肌层、睑板、结合膜等。胞睑主司眼的开合，有防御、保护眼珠的作用，在脏属脾，脾主肌肉，故称肉轮。脾与胃相表里，所以肉轮疾病与脾胃病有关。

血轮指内外眦部的血络，即两眦部的血管（包括内眦的泪点），这是排泄泪液的通道。两眦血络在脏属心，心主血，故称血轮。心与小肠相表里，所以血轮疾病多与心和小肠病变有关。

气轮是指白睛（包括球结膜和巩膜），属眼珠外层，起保护眼珠内部组织的作用，白睛在脏属肺，肺主气，故称气轮。肺与大肠相表里，所以气轮疾病多与肺和大肠病变有关。

风轮是指黑睛（包括角膜和虹膜），虹膜呈棕黄色或棕黑色，也叫作黄仁，具有护卫涵养瞳神的作用。黑睛在脏属肝，肝主风，故称风轮。肝与胆相表里，所以风轮疾病多与肝和胆病变有关。

水轮是指瞳子，又称瞳仁、瞳神、金井，位于睛内，其实际范围包括眼内各种组织，如神水（房水）、睛珠（晶状体）等。水轮在脏属肾，肾主水，故称水轮。肾与膀胱相表里，故水轮疾病，多与肾和膀胱疾病有关。

所以从五轮学说来看，我们很多的临床表现都有迹可循。比如因偏嗜辛辣而使脏腑功能失调，湿热内蕴或外邪入侵，上攻于目者多发生粟疮、针眼或睑

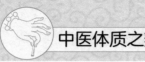

缘破坏赤烂等。再比如眼睑下垂的人，常提示患有肌无力，也就是提示脾胃功能不太好，不能发挥升提之效。

除此之外，眼睛的一些明显变化对某些疾病也有提示作用。如眼睑浮肿，常提示脾胃功能低下，水气停留使眼睑宽软无力。上眼睑肿大，首先提示肾脏不好，可能患有急慢性肾病。目睛内陷，微陷为五脏之气虚损，多属脱水，失血之症；如果深陷，为五脏六腑精气已衰，病情重，应当予以重视。若眼球突起，还有颈部肿大的话要考虑甲状腺功能亢进。眼球突起并伴有咳喘的为肺病。

眼睛除形态变化外，颜色的变化也具有一定的指导意义。比如白睛黄染提示胆汁瘀积，病在肝胆。眼睛上下有青色的晕圈，常提示此人多欲劳伤，或者精神不爽，睡眠不好。只是一只眼睛下有青晕灰暗提示胃中有寒，若是眼轮灰暗灰黑则属于肾虚或情绪抑郁。目眦赤色者为心火，白睛赤色者为肺热，眼胞黄赤者为湿热，眼睛红眼珠肿痛者为肝热，眼胞赤而烂者为脾热，全目赤肿者为肝经风热。目胞色青就像被打过一样常提示有瘀血，身体内有疼痛的地方，目眦青者为肝气郁滞。如果目眦及眼睑淡白，多为贫血，为虚寒性病证或心血亏虚。如果上下眼睑黄而鲜明，提示体内有痰饮，主热痰。上下眼睑颜色如烟熏妆，表示体内有寒痰。眼白中带有血丝，眼胞微红肿，多提示劳神过度，休息不好。中年以后内眼角有黄色斑块的为脂肪沉积症。眼睑皮肤产生出血点，颜色红或紫的提示有血液病，应注意出血性紫癜或警惕白血病。如果眼部有蛔虫斑，一般都呈现在巩膜与眼结合膜间的毛细血管顶端和旁边，有青黑色的圆状斑点，称眼蛔斑。一般认为斑点大为成虫，小为幼虫，此外常伴有腹痛。

这真的是一个看脸的时代

在日常生活中我们总是会遇到这样的人，自称看相看得特别准，能够从一个人的脸上看出这个人的旦夕祸福。很多时候我们都不屑一顾，这分明就是迷信嘛。但是尽管面相不能预见未来，但是脸上却真真实实地写着我们的健康状况。相信我们都会有这样的经历，看到一个人会问：看你今天脸色不好，是不是生病了？或者在一段时间的不规律睡眠或繁忙工作后，会发现脸上长痘痘、脸色偏暗等，这就是身体在面色上给予我们的健康信号。

面部的色泽是气血通过经络注于面部表现出来的，所以如果气血充盈运行良好，那么面色就会红润有光泽，否则就会表现出气色不好的样子。中医学认为，"十二经脉，三百六十五络，其血气皆上于面"及"诸阳之会，皆在于面"。面诊不仅需要看面色，还需要注意观察面部神态、形态和特殊面容等。

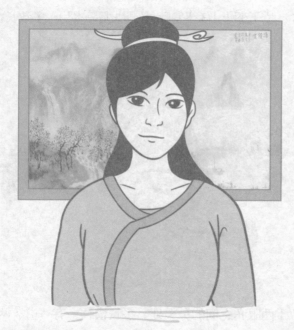

传统的中医面部望诊有五色诊病法，就是按照不同颜色对应不同的脏器来进行诊病。如青色为肝胆之色，往往与寒证、痛证、气滞、血瘀及小儿惊风有关；赤色为心与小肠之色，主热证，可见胸中不适、疼痛、胁胀痛、下肢水肿等；黄色为脾胃之色，主虚证和湿证；白色为肺与大肠之色，主寒证、虚证、脱血、夺气；黑色内应于肾，主肾虚、寒证、痛证、水饮和瘀血。除此之外，中医还把面部五官对应五脏作为望诊的方法，也就是根据五脏开窍的相应关系来诊断其内脏的病理变化。如上额属心，下颌属肾，左颊属肝，右颊属脾等。

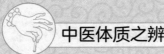

面诊时，需要注意，人的面色不是一成不变的，它会随着年龄、季节、地点、生活习惯的不同而出现生理性变化。比如说长期在室外工作的人面色就偏黑，久居室内的人面色就偏白，常年饮酒的人面色就暗红等。所以在判断时切不可墨守成规，要结合职业、年龄、生活习惯等综合分析，也就是需要把"望、闻、问、切"结合起来，不能片面。

下面先来看面部反射区及其异常情况。人体各脏腑都有其在面部的对应反射区，只要对着镜子观察这些区域，看是否有斑点或皱纹，就能够发现对应的脏腑是否有疾病侵犯。其对应情况如下。

心理压力区：位于额上 1/3 至发际处（即发际一圈）。多数长痘、斑和皱纹。

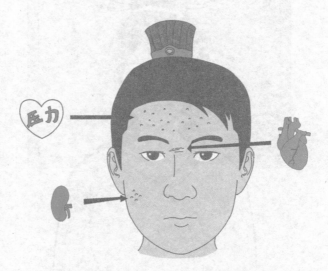

心脏区：位于两眼角之间的鼻梁处。多长横纹，有一道、两道或若干道。

脑区：位于两眉头之间。多长竖纹，如左右眉毛内侧"川"纹，或三道，或两道。

肺区（呼吸系统、咽喉、气管、扁桃腺等）：位于两眉头连线中点之上，额头 1/3 以下的部位。多发暗或下凹。

胸区：位于两眼角与鼻梁之间。多颜色发暗。

肝区：位于两眉梢外侧 1/2 处至太阳穴以上，额头 1/3 以下的部位，及鼻梁中段（即鼻梁最高处）。多长鱼尾纹和斑。

胆区：位于鼻梁高处的外侧部位。多发青。

　　肾区：位于鼻翼水平线与太阳穴的垂直线相交处。多发暗或起红疙瘩。

　　膀胱区：位于鼻下人中两侧的鼻根部位。多发暗、发乌，或长痘。

　　脾区：位于鼻头。多颜色异常。

　　胃区：位于鼻翼。多颜色异常。

　　小肠区：位于颧骨下方偏内侧部位。多有斑点或颜色异常。

　　大肠区：位于颧骨下方偏外侧部位。多有斑点或颜色异常。

　　生殖系统区：位于人中及嘴唇四周部位。多有颜色异常，以发青为多。

　　一般情况下，面部反射区长痣或瘊子，表示该部位脏器先天功能不足，也就是说患者可能曾经患过该部位脏器疾病。反射区长斑，表示该部位有长期慢性耗损形成的慢性疾病，多为 3 ～ 5 年形成。反射区长青春痘，表示该部位脏器现阶段正存在炎症病变，多为急性病，多为短期内形成。若是整个面部长青春痘或斑，表明患者内分泌失调或肝脏免疫功能下降。

面色变化需要警惕什么

　　1. **面色变白**　中国人的健康面色应该是微黄，并且红润有光泽。如果面色发白，就可能患病了。在面色变白时，最应该警惕的就是肺部疾病。因为白色主肺，是肺经的本色。肺是负责气血运行的器官，如果气血不荣，肺运行到面部的气血缺乏，就会出现面色苍白。当然，面色发白不仅仅是肺部患病的表现，还可能是患上了贫血、阴虚、铅中毒等其他疾病。面色淡白无华，嘴唇、眼睑内侧和脸颊苍白，就可能是患上了贫血。面色发白、虚浮，多属于阴虚，可见于慢性肾炎、哮喘、甲状腺功能减退等病症的显现。面色苍白，显现出失去光泽和血色的白色，可能是急性病引起的阳气暴脱。面色灰白多见于铅中毒，如果面部灰白兼见白点或白斑，就可能是体内有寄生虫。

　　2. **面色变红**　大家都会觉得红光满面是人体很健康的一种表现，其实不然。正常人的面色只是略微带点红润，显示出气血充足的样子，如果一直发红

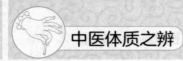

的话就可能是疾病引起的，需引起重视。脸色发红有可能是高血压的表现，也可能是患有心脏病、煤气中毒或急性感染等疾病。面颊和腮上发红，是心脏有病的表现；面孔泛出樱桃红色则可能是煤气中毒；面色通红并伴有口渴舌干甚至抽搐常见于急性感染所引起的高热性疾病；肝炎患者肤色变红，则表明其肝脏功能长期受到严重损害；两颧部呈现绯红色表明患有结核病；面色潮红、兴奋不安、鼻翼煽动、表情痛苦、呼吸增快表明患有急性疾病，如大叶性肺炎、痢疾等。

3. **面色变青** 一般是由缺氧造成的。在寒冷天气的时候，人的脸色也会发青，但如果不是在这样的情况下出现青色面色则提示可能患有心脏疾病。面色青白，可能是阴寒内盛、气血凝滞引起的风寒头痛或腹痛，面色青紫可能是胃部或肠部痉挛性疼痛，或为心绞痛发作。胆道疾病引起的胆绞痛也会导致面色青紫。面色铁青多见于肺结核病晚期、慢性支气管炎和严重肺感染者。如果幼儿出现面色青紫、高热的症状时多为惊风的预兆。

4. **面色变黄** 中国人本就是黄皮肤，但一些特殊变化使得黄色异常也提示疾病，就如很多时候营养不良或者脾胃不好会见到面色萎黄。有的人面色发黄是由食物引起的，比如某些先天性胡萝卜素代谢转换酶缺乏症的人，一旦进食黄色或红色的食物过多就可能出现面色发黄。而对于不是因进食导致的面色发黄，要警惕是否患上了肝胆疾病。黄疸发病较急，并伴有高热，而且可能有畏寒、恶心、呕吐、肝痛、极度乏力等症状。如果面色发黄呈现新鲜的浅色或时消时退时，则说明病情较轻；如果黄色晦暗，无光泽，则可能是肝胆病末期或肝胆肿瘤，须加以警惕。如果皮肤呈黄色，且头发失去光泽、易于缠绕，则可能是甲状腺分泌失调。同时，一些不良的生活习惯也会造成面色发黄，如长期偏食、经常熬夜、生活不规律及营养不均衡等。

5. **面色变黑** 是慢性病的征兆，以肾亏最为显著。发黑的面色往往是较凶险的疾病。阴寒内盛或肾精亏耗，或瘀血等原因，都可能导致面色发黑，肾上腺皮质功能减退症、慢性肾功能不全、慢性心肺功能不全等疾病也可能引起面色发黑。长期服用某些药物也会导致面色发黑，如抗癌药、砷剂等。很多女性使用化妆品不当也会导致面色发黑，特别是肝功能不良或对阳光过敏的女性更容易因为使用对皮肤有刺激的化妆品而导致出现皮肤变黑、变粗糙的情况。长时间受日光照射也会使肤色变黑。如果食物中富含铜、铁、锌等金属元素也可使皮肤变黑。

美妆能解决脸的问题吗

面部出现的很多雀斑、黄褐斑、粉刺、黑点等，在现代美容、按摩等手段下已经可以消失得"无影无踪"，但是这样虽然达到了我们自己的审美要求，却掩盖不了体内的潜藏病理变化。

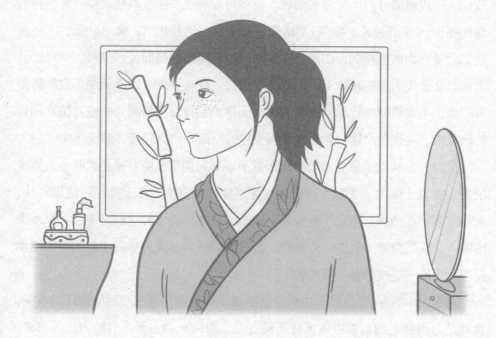

雀斑，又称"雀卵斑""粉滓斑"等，为淡褐色或深褐色的小斑点。中医学认为雀斑由风、痰、热而形成，脾肾虚，肾亏于下，痰热结于上，与风邪相结则面部血络壅滞，循环不畅而成斑。春夏风热气盛，助其体内之痰热，会加重；冬季阴寒当令，资助肾亏，斑会减少或消失。现代医学认为，雀斑是物理

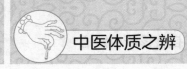

性光损伤性皮肤病。其中，有人认为是染色体显性遗传所致，因此临床上可见到上下两代人在同一个部位发生同病。

黄褐斑，古人称为"面黑黯""黧黑斑""紫印脸"等。临床多见于女性，一般生于额、颧、鼻、颊以及上唇，常成对称分布。鼻及颧部有时融合成蝶状，故俗称"蝴蝶斑"。好发于春夏两季。中医学认为黄褐斑多由情志忧思抑郁，肝失条达，引起肝肾阴亏，火热燥结，久则血液循行不畅而形成。现代医学认为，本病与日晒、内分泌特别是求偶素不调有关。而有些妇科病、慢性病可伴发黄褐斑。

粉刺、痤疮一般多混称为"面皯疱""面皯""面青春痘"等。好发于面部、胸部、背部等，以前额、双颊、颌部为著，常呈疏散对称性分布，严重可密集成片。一般粉刺分白头、黑头两种。有些可发展成丘疹、脓疮、结节等多种混合性损伤。《圣济总录》中说："诸阳皆会于面，风邪热气，客于肤革，不能流通，因发而为皯疱粉刺，由风热在皮肤内，外感冷制搏而成。"现代医学认为，本病是在遗传因素的基础上，由雄激素引起。在青春期，雄激素增多皮脂腺发育旺盛，毛囊管壁角化堵塞皮质的排出而形成脂栓，即粉刺。痤疮杆菌在闭合的汗孔内，其代谢产物引起毛囊周围炎症的反应，产生丘疹、脓疱等损害。

疣目，为针尖至绿豆大小的圆形或不规则的扁平丘疹，褐色或肤色，界线清楚，好发于颜面、手背，常骤然发生，散在或密集，由于搔抓可成串珠状，无自觉症状或微痒，多见于青少年。中医学认为，由于肺之经络空虚，风邪乘虚而入，使气血瘀于肌肤，生疣目。现代医学认为，疣为病毒引起的细胞增生反应为主的一类皮肤良性赘生物。

黑子，中医学称"痣"。中医学认为黑子的形成与面部小的络脉闭阻有关，也就是与面部毛细血管血液循环不畅有关。有的来自先天，有的为后天形成。大者如豆粒大，小者为粟米粒大，黑子在面部也常提示有其不同的临床意义。一般认为，耳部有黑痣，说明此人聪明；鼻头有黑痣，提示此人患有痔瘘癖疾；口有红痣主酒食过度。

面部不同部分长斑，可能提示某些疾病的发生，具体如下。

1. **额头长斑**　通常是卵巢激素、性激素、肾上腺皮质激素存在异常，因此，这类人一定要注意自己的体内激素分泌问题。

2. **发际边长斑**　发际边长斑的人通常患有妇科疾病，譬如雌激素分泌失调、内分泌失调等。

3. **眼皮长斑**　眼皮长斑往往是雌激素不平衡，或是妊娠和人流次数过多引起的。

4. **眼周围长斑**　眼周围长斑的人往往存在激素不平衡，或是患有子宫疾病、流产次数过多、甲状腺功能减弱等。情绪不稳定或是心理遭受强烈打击也可能造成眼部出现斑点。

5. **太阳穴长斑**　很可能是因为甲状腺功能减退或是心理遭受巨大创伤等因素造成的。另外，如果是处于妊娠期或更年期的女性，由于体内雌激素水平发生变化，也可能会出现太阳穴长斑的情况。

6. **脸颊长斑**　除了生理和年龄的因素，脸颊长斑的人往往处于更年期或是肝脏患有疾病，如果肾上腺功能减弱，也可能导致脸颊出现色斑。一些青年女性的面颊部位出现蝴蝶一样的斑，这很可能是免疫性疾病，如心脏病、肾病和关节炎等。

牙齿要健康，口腔更要健康

中医学认为，口腔能够进食水谷、辨别五味、分泌津液、帮助消化等，因此口腔健康对整个身体都有着很重要的意义。有时候口腔的一些异常表现不仅仅只是口腔本身的问题，也和我们的内在脏腑有着千丝万缕的联系，如《圣济总录·口齿门》记载："足太阴脾之经，其气通于口，足阳明胃之经，手阳明大肠之经，其脉并夹于口，故其府藏风邪湿热，发于经脉则于是有口吻之疾。"所以当我们口腔局部有病变或异样感觉时，要注意是不是相关脏腑经络出了问题。

生活中口腔溃疡、疼痛、红肿、丘疹，还有一些自觉症状如口渴、麻木等

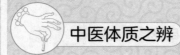

都是比较常见的，下面让我们一起来学习该如何辨别诊断。

1. **溃烂**　一般溃烂处呈黄浊色，周围黏膜是红色，多属于实热证；溃烂处呈灰白色或污浊，周围颜色淡红，多属阴虚证。有时我们口唇旁会长一个疱，擦破了就会有很多液体流出来，这是由于脾不化湿，湿热凝聚所造成。

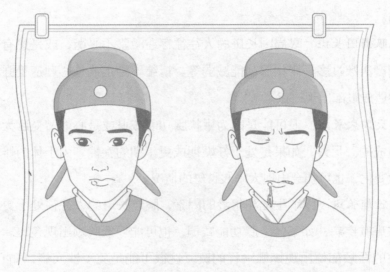

2. **疼痛**　在患处疼痛较重而且伴有红肿是为风热邪毒所犯。疼痛轻微患处不红是风寒邪毒侵袭造成。若疼痛时轻时重，为正虚邪实之候；若疼痛持续，为邪毒壅滞脉络，气血凝聚的实证；若疼痛日久不止，朝轻暮重，多为阴虚；若朝重暮轻，多为阳虚；若表现局部刺痛为主，多为血虚。

3. **红肿**　牙龈浮肿，不红而痛或牙龈略显红肿，牙齿动摇，嚼东西的时候觉得疼痛，午后的时候疼痛尤为明显，多属于阴虚火旺。牙龈、口唇、舌头红肿疼痛，多为风热或胃火实热造成。如果患处肿而不红，而且质地比较软，如腮腺肿大、良性皮下肿物、淋巴结肿大等，都属于痰涎湿浊凝聚，阻于经络，气血凝滞而致。

4. **丘疹**　丘疹多为局限性突起的坚硬的丘形小疹，形态大小不一，多为风热郁肺或热入营血，由血络而出。丘疹颜色淡红多为风寒，长久存在迁延的多属血虚。

5. **皲裂**　黏膜皮肤出现线性的裂缝。可因炎症、干燥等引起，多因为风寒外袭所致，也可因气血亏虚或血虚风燥使肌肤失去濡养，缺乏滋润所致，比如慢性唇炎，维生素 B$_2$ 缺乏症等。

6. **角化**　黏膜上皮角化层增厚，病损处表现为乳白色或灰白色，局部表面增殖粗糙，触之有肥厚感，多为血虚、阴虚、气虚、气滞等原因所致。如口腔黏膜白斑，口腔黏膜扁平苔藓，口腔黏膜角化症等。

7. **麻木**　多由气血虚弱，痰湿瘀阻所致，中医学有"麻为气虚，木为血虚"之说，所以麻木属于气血虚弱，经脉运行不畅，或风湿寒痰阻塞经络均可引起。

8. **口味**　正常人为口中和，不渴不燥，无酸苦咸甜等异味。如口中酸则肝胆热，口中苦为心热，口中甜为脾热，口中辛为肺热，口中咸为肾热。口淡乏味者为风寒外感，也有因病后脾胃虚弱所引起。肝胆实热虽然表现为口酸，但是也有表现为口苦的，另外有外感热病后期口干口苦属热盛阴虚所致。口甘也有脾胃湿热的，口咸也有肾虚，肾水上泛所致。

9. **口渴**　口渴的原因非常复杂，如外感热病、消渴病、脾肾失调等，致使津液精血亏损，出现口渴、口干。口腔失去滋润主要是由于津液耗伤，或津液不布，阴虚津亏，此多表现为口舌干燥，口渴喜饮。如果有蕴热，热盛伤津，则喜欢冷饮。

也要学学看"脚相"

我们通常喜欢关注那些看得到的地方，但是那些看不到的地方也给我们的健康做着指引，不妨关心关心我们藏在鞋子里的脚吧。

1. **踇趾突然变大、肿胀**　要警惕痛风。这种症状如果是突然发作，一段时间后又好转的话很有可能是痛风。痛风是一种由尿酸过多引起的关节疾病，首次发作多侵犯单个关节，50%以上发生在第 1 跖趾关节，即踇趾，在以后的病程中，90%患者累及这个部位。如果是老年人出现这种症状，并且伴有

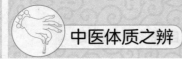

蹈趾外翻，症状持续的话则可能是蹈外翻。

2. 指甲发黄 当心真菌感染。真菌感染引起的甲癣可能出现蹈趾甲厚重、发黄，并可波及全部的脚趾甲甚至手指甲，发出难闻的气味，颜色变深。糖尿病患者、循环系统障碍者和免疫功能低下者容易感染此病。

3. 脚发麻 除了过度行走、骨质减少、营养不良、维生素 D 缺失等会导致脚痛，还可能是 2 型糖尿病的表现。神经系统对高血糖很敏感，过高的血糖使神经系统代谢异常，导致神经纤维肿胀、变性，引起周围神经病变，出现脚痛、脚麻等症状。其中，疼痛多为烧灼痛，麻木感好像穿着袜子的感觉，最好及时前往内分泌科查明病因。

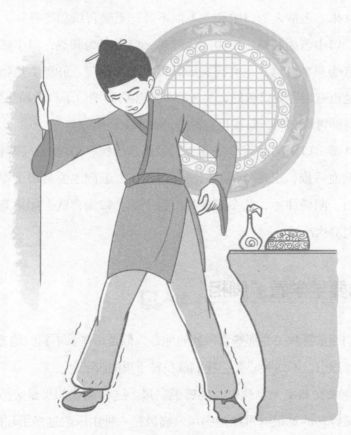

4. 脚底发冷 一般来说，女性的基础体温略低于男性，肢体末端也会常觉发冷。许多下肢血管病变和神经病变也会导致脚发冷。此外，甲状腺是调节新陈代谢和体温的器官，出现甲状腺功能减低时会导致肢体末端感觉冷。40岁以上女性若有长期脚冷现象，可能是甲状腺功能不足所致，需及时就医。

5. 足跟痛 可能是足踝病。足踝疾病既有先天发育问题，比如高弓足、扁平足、蹬外翻等，也有慢性劳损引起的症状，以足跟痛和足底筋膜炎最为常见。可以说，90％以上的中老年人和很多年轻人都有这两种足部问题，年轻人出现足跟痛的情况也越来越多。足跟痛多由骨刺、运动劳损等造成，也与常穿薄底鞋、高跟鞋、松糕鞋、雪地靴等有关。足底筋膜炎也是一种退行性病变，足底的内侧弓和外侧弓由筋膜相连，走路过程中每天都要拉伸筋膜，特别是现在的柏油路非常硬，长期应力损伤会造成慢性炎症，主要表现为走路多了就痛得受不了。我们每天都要走路，足踝承受的压力是自身重量的几倍。如果不能及早发现和处理足踝问题，可能会对身体其他部位（如膝关节、髋关节、腰椎、颈椎等）带来损伤。

总之，我们需要爱护自己的身体，爱护我们的脚。穿一双舒适的鞋子，注意脚部的保暖很重要。中医学认为"寒从足下生，病从寒中来"。双脚离心脏远，血流量小，脚面的温度比身上低，一旦受凉、寒凝，就会影响气血的运行。建议注意脚部保暖，避免脚部被冷风直吹，下雨时最好穿雨鞋。即便是夏天，老年人也应尽量穿双薄点的棉袜或透气性好的丝袜，在皮肤和鞋之间建成一道"屏障"，避免脚部受凉。

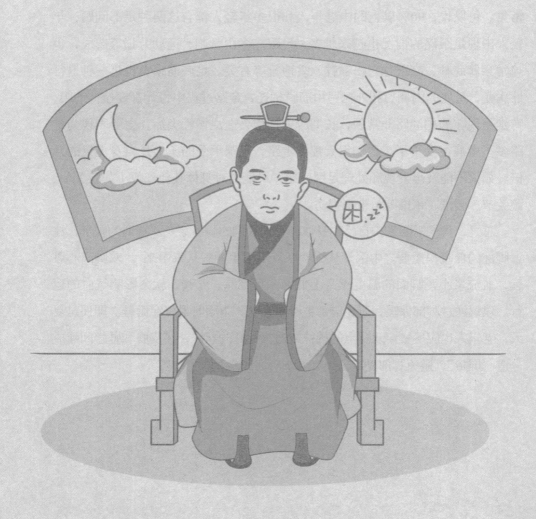

病情篇
那些病是怎么得的

导 言

　　人吃五谷杂粮，哪有不生病的。每个人得病的起因千奇百怪，细说起来三天三夜都讲不完。本篇以体质学说为根据，分析高血压、高血脂、冠心病、消化道溃疡、胃炎、癌症、类风湿关节炎、腰椎间盘突出症、银屑病、产后抑郁症、小儿反复呼吸道感染、真假近视眼的来龙去脉、内因外因、预防方法、治疗措施，令人茅塞顿开。

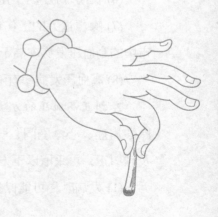

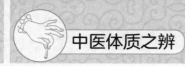

什么体质易得高血压

1. **引起高血压的原因** 高血压通常是指在静息的情况下机体循环动脉血压持续升高的一种症状，它是一种常见的慢性疾病，可分为原发性高血压和继发性高血压两大类。从现代医学角度看，高血压的发病机制并不明确，引起高血压的原因有以下几种。

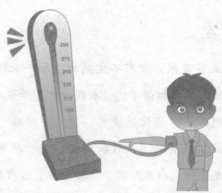

(1) 遗传因素在高血压发病中占有重要地位，高血压具有明显的家族倾向。

(2) 长期精神紧张造成血压升高。

(3) 肾脏病变、大血管病变等易继发高血压。

(4) 摄入食盐多者，高血压发病率高。

(5) 高血脂、高血糖者，发生高血压的概率比别人高。

(6) 长期口服避孕药也可以引起高血压。

(7) 噪声过大的工作环境，过度紧张的脑力劳动均易发生高血压。一般城市中的高血压发病率高于农村。

(8) 高血压发病率有随年龄增长而增高的趋势，40 岁以上者发病率高。

2. **纠正高血压的方法** 高血压的可见症状包括恶心、呕吐、剧烈的头痛、腰酸肩痛、心悸胸闷、肢体麻木，甚至视线模糊等症状。如果有了高血压要及时纠正，可采取以下方法。

(1) 发病时尽可能保持良好的情绪，精神放松，然后卧床休息，并及时服用降压药。

(2) 如果患者突然心悸气短，呈端坐呼吸状态，口唇发绀，要让患者双腿下垂，采取坐位，保持空气流通，帮助患者吸氧，然后要迅速拨打急救电话。

(3) 如果病发时伴有呕吐，要让患者平卧在床上，头偏向一侧，避免产生意识障碍或者剧烈呕吐将呕吐物吸入气道，造成窒息。

(4) 如果发病时伴有心绞痛，在患者舌下含一片硝酸甘油，或用手帕将一支亚硝酸异戊酯包住捏碎放在患者鼻前吸入。

(5) 肥胖者要控制饮食，同时适当锻炼，减轻体重。

(6) 改善生活方式，戒烟、限制食盐、多食绿叶蔬果和脱脂牛奶、减少酒精摄入量、减少饱和脂肪摄入量和脂肪总量、减轻精神压力、保持心理平衡。

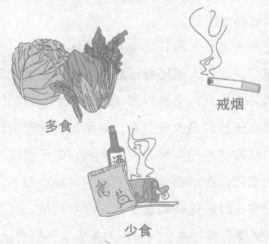

多食　戒烟　少食

(7) 严重患者要及时送到医院做全面检查，进行有效治疗。

究竟什么样的体质易得高血压呢？现有研究表明，郁热体质、阳亢体质和痰湿体质是高血压的多发体质。如周华等对 201 例原发性高血压患者进行中医体质辨识，在发生率最高的 3 种体质中各随机抽取 30 例患者，进行颈动脉超声检测。结果提示，在原发性高血压患者中，中医体质以"郁"和"热"为主；郁滞质发生颈动脉粥样硬化时以斑块形成为主，内热质以血管阻力指数的增高和内膜中层厚度的增厚等颈动脉粥样硬化表现为主。

钱岳晟等参照匡调元体质分类标准，对 246 例原发性高血压患者进行中

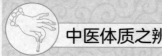

医体质分类，研究了一系列的生化指标。结果显示，在高血压患者中阳亢质和痰湿质是两种基本类型，且痰湿质在血糖和血脂水平上明显高于阳亢质，高密度脂蛋白胆固醇则较低，说明痰湿质的高血压患者在糖和脂质代谢上可能存在着紊乱，而这些患者的心电图异常率明显高于其他组别（$P < 0.05$）。提示痰湿质高血压患者的预后可能比其他体质的患者差。

【小贴士】

　　高血压等心脑血管疾病已成为中老年人的常见病，很多家庭也通过药店或其他医疗机械店购买电子血压计，以便随时掌握自己和家人的血压情况。但是，不少家庭使用的电子血压计存在较大偏差，有的人因此"被高血压"。

　　这里要提醒大家，血压计分为几种，比如臂式、腕式和手指式等。一般情况下，老年人测量血压最好不要选用腕式测压，因为老年人的血液循环不太好，会影响测试的精确度。而相比之下，电子血压计比水银血压计的灵敏度更高，对测量者的要求比较苛刻，受时间段、人的精神状态和姿势等因素影响，电子血压计在测压时会产生较明显的变化，而水银血压计受到的影响就很小。量血压时间尽量在早晨，测压时应连续测量 3 次，取平均值。每次测压中间要间隔 3 分钟，使身心得到完全放松。如果确实怀疑自己患有高血压，最好到医院进行权威测量。

高血脂是怎么回事

　　随着现代医学深入人心，高脂血症已成为常见病。越来越多的人体检时也都开始重视血脂全套，那么什么是血脂？什么是脂蛋白？

　　血脂，就是血中的脂肪成分。大家知道，蛋白质、碳水化合物、脂肪、维生素等是维持生命的几大营养要素，其中脂肪是人体能量的主要来源，所以并非对人体无益，而是很需要的东西。血脂包含多种成分，其中胆固醇和三酰甘油为主要成分，其余有磷脂、游离脂肪酸、微量类固醇激素和脂溶性维生素等。

1. **胆固醇**　其用处是构成细胞膜，生成类固醇激素、维生素 D、胆酸盐。如果胆固醇过低，也会患多种疾病，其中包括易发癌症。人体胆固醇主要来自食物（外源性），也可在肝和小肠黏膜内合成（内源性）。血中胆固醇浓度受多种因素调节，高热量、高脂饮食促进其合成，使其血中浓度升高。饥饿、低热量或多纤维素饮食使其血中浓度降低。

2. **三酰甘油**　它是身体能量的恒定来源（通过酶的作用分解成游离脂肪酸和甘油向肝与肌肉供给能量），可见其对人体的重要性。其来源与上述胆固醇一样，来源于食物和肝与小肠之合成。三酰甘油的分解代谢调节着三酰甘油在血中的浓度，其中起决定作用的是一种酶。

3. **脂蛋白**　胆固醇、三酰甘油等不是水溶性物质，在血中必须与蛋白质结合成复合体，才能被输送、分解和利用，这种复合体叫作脂蛋白。脂蛋白中，含三酰甘油多者称"低密度脂蛋白（LDL）"，含三酰甘油少者称"高密度脂蛋白（HDL）"，HDL 可阻止胆固醇在动脉壁和其他组织的积聚，因此其含量高对人体就有益，反之对人体不利（如诱发动脉硬化）。LDL 含量高对人体反而有害，与心血管疾病患病率和死亡率升高有关。脂蛋白中的蛋白质部分，具有担负在血浆中运转脂类的功能，故称之为"载脂蛋白"。所有载脂蛋白均可在肝内合成，部分则在小肠黏膜内合成。

由于脂肪代谢或运转异常使血浆中一种或多种脂质高于正常称为高脂血症。可表现为高胆固醇血症、高三酰甘油血症或两者兼有。高脂血症当然也是"高脂蛋白血症"。

高脂血症多继发于肥胖、糖尿病、饮食不节（经常饮酒和进食高脂肪高热量的饮食），以及肾病、甲状腺功能减退、肝病、胆道阻塞等。

高脂血症的危害最明显的有如下几方面：①由于血中脂质含量超标，使血

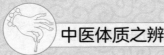

液黏度提高，影响血液流变，影响对组织细胞（特别是重要器官如脑和心脏）的供血供氧，因此就可能出现头昏脑涨、胸闷气憋、手足发麻等不适。②长期血脂过高，可致血管内皮细胞损伤而沉积于血管（尤其是动脉）内壁，最终致动脉硬化和血栓形成，影响局部血液循环，导致中风、冠心病、动脉硬化性肾病、血栓闭塞性脉管炎等难治顽疾。③脂肪沉积于肝脏，造成脂肪肝，损害肝功能。

有学者对高脂血症患者近 300 例做体质分类与评定，得出的频次为气虚质 > 阳虚质 > 阴虚质 > 痰湿质 > 瘀血质 > 湿热质 > 气郁质，并且与血脂正常者的中医体质出现频次依序两组进行对照比较，从而得出高脂血症患者和血脂正常者在中医体质分布上有一定规律性和差异性。此结论为中医治疗高脂血症提供了有力的依据。根据中医体质分类与评定表将中医体质分型并予以总结。①平和体质：功能协调，精力充沛；②阳虚体质：火力不足，畏寒怕冷；③气虚体质：气力不足，易患感冒；④痰湿体质：下肢沉重，容易发胖；⑤湿热体质：又湿又热，排泄不畅；⑥阴虚体质：烦热躁动，口干口苦；⑦瘀血体质：血行不畅，面色晦暗，患癥瘕及痛证；⑧气郁体质：气机不顺，情绪郁闷；⑨特禀体质：因人而异。不同体质的人患有高脂血症的概率各不一样，其疾病证型也有不同，根据中医基础理论对不同证型对症治疗，采用中医相对应的治则治法，从而达到降低血脂的疗效。

4. 具有降脂作用的简便方药

(1) 决明菊花茶：决明子 30 克，菊花 15 克，绿茶 15 克，每天泡服代茶。

(2) 泽泻寄生茶：泽泻 15 克，桑寄生 30 克，大枣 5 枚，每天泡服代茶（泽泻、桑寄生最好研成粗末）。

(3) 党参三七花茶：三七花 30 克，党参 15 克，每天泡服。

(4) 丹参首乌茶：丹参 20 克，何首乌 30 克，每天泡服（两药最好研成粗末）。

冠心病和体质关系密切

冠心病是冠状动脉粥样硬化性心脏病的简称,供应心脏的动脉——冠状动脉发生硬化后血管腔变窄或阻塞,导致心肌缺血、缺氧或坏死,引起患者胸痛、胸闷,严重者可导致死亡。冠心病也称为缺血性心脏病。

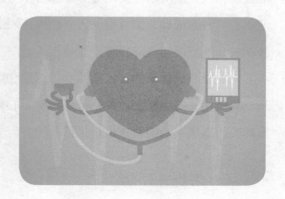

动脉粥样硬化斑块是造成血管闭塞的元凶。首先,血液中过多的"坏"胆固醇(LDL-C)会沉积在动脉壁上,再结合其他物质,形成粥样硬化斑块。接着,斑块增大,管腔变得狭窄,导致血流减慢。然后斑块破裂,血栓形成,快速闭塞管腔,导致血流中断。

冠心病主要有以下 3 种重要类型。

1. **心绞痛** 常由体力劳动或情绪激动(如愤怒、焦急、过度兴奋等)所诱发。临床表现为胸痛、胸闷、心前区压迫感,持续时间短,3 ～ 5 分钟,是冠心病中比较轻的类型。

2. **心肌梗死** 临床也表现为胸痛,与心绞痛相比疼痛更剧烈,并伴有出汗、恐惧感、濒死感,持续时间长,可达数小时或数天。

3. **猝死** 是冠心病的严重急性发作,在短时间内心脏即可停止跳动而引起死亡。

有研究通过对 500 例冠心病心绞痛患者的体质类型与心血瘀阻证、痰阻心脉证、心阴亏虚证、寒滞心脉证、气滞心脉证、心气亏虚证和心阳亏虚证 7 个证候的相关性研究,探讨冠心病心绞痛体质类型与证候的关系,结果表明,体质与证候之间有密切的关系。

患者主要体质类型与证候的相关分析表明，瘀血质与心血瘀阻证、痰阻心脉证和心阳亏虚证显著相关，气虚质与心阴亏虚证、心气亏虚证和心阳亏虚证显著相关，痰湿质与痰阻心脉证和心阳亏虚证显著相关，阳虚质与寒滞心脉证、心气亏虚证和心阳亏虚证显著相关，阴虚质与心阴亏虚证和心气亏虚证显著相关，气郁质与气滞心脉证显著相关。

常见冠心病体质为：瘀血质、气虚质和痰湿质，说明冠心病从中医体质上来说与痰湿、气虚和瘀血关系密切，与冠心病心绞痛主要病机为心脉痹阻、本虚标实、虚实夹杂的特点也是相符合的。

冠心病重在预防

其一，尽早发现冠心病，及时就医，坚持长期服药。日常急救药品要备全，随身携带急救盒或硝酸甘油。心绞痛发作时，应及时舌下含服硝酸甘油。

其二，少食动物脂肪和含胆固醇高的食物，如肥肉、动物内脏、蛋黄、鱼子等。少吃甜食，多吃蔬菜和水果。不吸烟、少饮酒、少喝咖啡或浓茶。

其三，避免剧烈活动，避免过度紧张和劳累，适当体育锻炼和体力劳动，对老年人提倡步行，做保健体操，打太极拳。

其四，保持排便通畅，避免用力排便。预防便秘，多吃蔬菜、新鲜水果、粗纤维食物和润肠食物，如香蕉、苹果、蜂蜜、芝麻、胡桃等。

其五，夜间不宜独居一室。起床前，做到"三个半"，即醒后静卧半分钟、床上坐起半分钟、双腿下垂在床边坐半分钟，然后再起床活动，避免因体位突变导致意外。

为什么会发生消化道溃疡

胃溃疡和十二指肠溃疡一般总称为消化性溃疡，有时简称为溃疡。原本消化食物的胃酸（盐酸）和胃蛋白酶（酶的一种）却消化了自身的胃壁和十二指肠壁，从而损伤黏膜组织，这是引发消化性溃疡的主要原因。

　　胃溃疡好发于中老年人，十二指肠溃疡则以中青年人为主。临床症状多见长期反复发作中上腹疼痛、唾液分泌增多、烧心、反胃、恶心、呕吐等其他胃肠道症状。疼痛常因精神刺激、过度疲劳、饮食不慎、药物影响、气候变化等因素诱发或加重；可因休息、进食、服制酸药、以手按压疼痛部位、呕吐等方法而减轻或缓解。

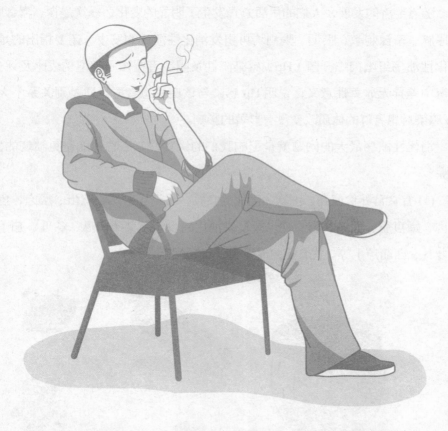

　　据报道广州地区消化性溃疡检出率为32.09％，发病率在我国南方地区较高，尤以十二指肠溃疡较为突出，有好发于男性、青壮年及明显季节性的特点，对消化性溃疡患者中医体质的流行病学调查发现，病理体质中以气虚质、阳虚质、痰湿质、气郁质检出频数较多，共占本次调查溃疡人群的79.12％，即消化性溃疡患者多见气虚质、阳虚质、痰湿质、气郁质，且气虚质、阳虚

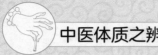

质、气郁质得分情况较痰湿质为高。

而体质评分越高，说明其平时出现不适的症状越明显。阳虚质及气虚质的出现，可能与长居岭南湿热之地，人们好饮凉茶，大量使用空调，以及工作久坐、运动偏少等有关。而气郁质的出现则与现代人工作紧张，所承受的家庭、工作压力较大有关。痰湿质的人则常表现为饮食不节，且容易导致体型偏于肥胖。

随着经济的发展，人们的生活方式发生了明显的变化，暴饮暴食、喜食肥甘厚腻、辛辣刺激、吸烟、喝酒均可引发消化性溃疡的发生。还要指出的是，消化性溃疡组幽门螺杆菌（Hp）感染阳性及阴性者在体质类型构成比及评分情况中差异无显著性意义，说明Hp感染与该疾病患者群体质差别关系不大，Hp感染对患者群的体质改变没有显著的影响。

消化性溃疡最大的问题就是影响我们的饮食，怎么吃才能避免溃疡的发生呢？

（1）宜食营养价值高、细软易消化的食物，可选择牛奶、鸡蛋、瘦肉、鱼、鸡肉、嫩豆腐、面条、粥、软米饭及易消化的少渣蔬菜（南瓜、冬瓜、茄子、胡萝卜、西葫芦）等。饮食应定时定量，细嚼慢咽。

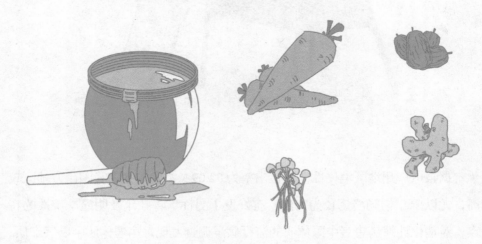

（2）适当摄入富含纤维素类蔬菜。食物中纤维素不足也是引起溃疡病的原因之一。有人对溃疡患者随访，发现饮食富含纤维素复发率为45%，饮食过分细软者复发率为 80%。胃溃疡患者只要病情稳定，可以给普通饮食。

(3) 辣椒会增加胃黏膜的血流量，并会刺激胃黏膜合成和释放前列腺素，能有效阻止有害物质对胃黏膜的损伤，对胃有保护作用。大蒜能杀灭胃内的幽门螺杆菌，该菌是消化性溃疡的主要致病原因之一。胃溃疡患者可以根据自己喜好来适当食用辣椒、大蒜等辛辣食物，只是注意不要过量。

(4) 高脂食物有利溃疡病康复，脂肪能抑制胃酸分泌。适量脂肪食物进入小肠后，可刺激肠壁产生抑胃素，抑制胃的活动，减缓胃的排空时间，对溃疡愈合有利；同时，脂肪可抑制多种消化酶的释放，延缓对食物的消化，减轻食物对溃疡面的刺激。因此，胃溃疡患者可以适当多吃一些优质脂肪类食物，如豆油、花生油、玉米油、麻油等富含亚油酸、亚麻酸、花生四烯酸等人体必需的脂肪酸食物。当然，如果患者血脂过高，就要严格限制脂肪类食物的摄入，尤其是不要多吃肥猪肉、鸡油、牛油、椰子油、奶酪等富含饱和脂肪酸的食物，每日食物中的脂肪不要超过 25 克，每日食油总量不要超过 25 克。

应该避免的饮食习惯

(1) 忌暴饮暴食，忌过饱。

(2) 忌食辛辣或酸性刺激食物，如辣椒、辣油、胡椒、咖喱、芥末、酸醋、酸菜、大蒜、生葱、香精等，忌饮用浓茶、浓咖啡、白酒、啤酒、汽水等刺激性强的饮料。忌食甘薯等产气多的食物。

(3) 忌食过热、过冷、过甜、过咸、油煎、油炸食品。

(4) 忌食酸性的水果，如富含果酸和维生素 C 的水果。

(5) 禁忌烟酒。

这些问题，有胃炎的你要知道

受现代快节奏生活的影响，上班族饮食多不规律，慢性胃炎的发病率也日

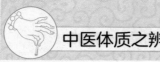

渐增高。慢性胃炎是由于胃黏膜受到各种致病因子的经常侵袭而发生的一种慢性、非特异性、炎症性或萎缩性的病变，是一种常见的胃病。按胃镜形态学和组织病理学的观察，一般分为慢性浅表性胃炎、慢性萎缩性胃炎、慢性肥厚性胃炎和非萎缩、慢性糜烂性胃炎四种。男性比女性更容易患慢性胃炎，而且随年龄增长，发病率逐渐增高。50岁以后，约50%的人患有慢性胃炎。为什么中老年人易得慢性胃炎呢？随着年龄增长，中老年人身体的免疫力下降，胃黏膜退化萎缩，胃分泌功能减弱，从而导致慢性胃炎。另外，中老年人常患有多种慢性病，服用多种药物也可能产生药物性胃炎，甚至产生胃溃疡及胃出血。

胃炎的主要症状表现为胃部疼痛和有饱胀感，尤其在饭后症状加重，而空腹时比较舒适。虽然患者每次进食量不多，却觉得过饱而不适，常伴有嗳气、反酸、烧心、恶心、呕吐、食欲缺乏、消化不良等现象，因为患者吃饭少，而且消化不良，会出现营养不良、消瘦、贫血、虚弱等症状。有些患者伴有神经系统症状，如精神紧张、心情烦躁、失眠、心悸、健忘等。

胃炎和体质的关系

从研究中看出，慢性胃炎患者的易罹中医体质为湿热质、气郁质、阳虚质和阴虚质。慢性胃炎患者中医证型最多的是肝胃不和型，其次为脾胃虚弱型和脾胃湿热型。中医体质与中医证型存在一定的相关性。湿热质在慢性胃炎中容易出现的中医证型是脾胃湿热型；气郁质在慢性胃炎中容易出现的中医证型是肝胃不和型、脾胃湿热型；阳虚质在慢性胃炎中容易出现脾胃虚弱型。

我们通过变更饮食起居等环境因素调节体质，预防疾病发生是完全可能的。研究得出慢性胃炎的易感体质是湿热质、气郁质、阳虚质及阴虚质，如能对这些患者通过教育，改善饮食起居，这样既能使患者节约医疗费用，为家庭、国家减轻医疗负担，又能减少患者罹患慢性胃炎的概率，提高人们的生活质量并延长寿命。具体预防措施包括：①避免长期过量饮酒、浓茶、咖啡；②避免长期过量食用辣椒、芥末等刺激性强的调味品；③避免不按时进餐或不吃早餐；④不要盲目减肥控制进餐，或暴饮暴食。

慢性胃炎慎喝凉茶

《江门日报》报道了这样一则新闻，某博客主人声称自己平时经常熬夜加班，容易上火。从去年 6 月初起开始每天喝某品牌凉茶。后来感觉胃痛，到医院做胃镜检查，结果诊断为胃溃疡。医生分析，胃溃疡与其经常喝凉茶饮料有一定的关系。熬夜上火属虚火，饮用凉茶饮料不但得不到缓解，反而会加重病情。博客主人认为，"怕上火，喝×××"的广告夸大其词，并非所有人都适宜饮用，其应该在包装上注明"不适宜人群"并介绍过量饮用的危害结果。

针对凉茶的饮用问题，记者采访了五邑中医院著名中医杜发斌主任。杜主任指出凉茶要根据不同的体质、不同的季节，适量饮用，因为现在市面上的凉茶性质大多偏苦寒，易损伤人的正气。体质较弱者、脾胃虚寒者、慢性胃炎患者、胃溃疡患者、消化不良者等均不适宜饮用苦寒的凉茶。

特别要注意的是小孩和老人尽量避免饮用凉茶。小孩体质弱，饮用苦寒的凉茶，易损伤人体阳气和脾胃，尤其是婴幼儿，脏腑娇嫩，长期饮用会损伤正气，影响生长发育。另外，还可能导致小孩体质的改变，例如，孩子咽喉肿痛，家

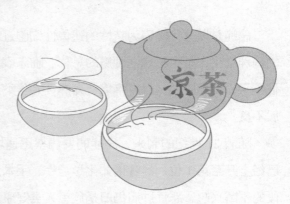

长让小孩饮用凉茶。饮用时，孩子的症状虽然得到暂时的缓解，但是往往会出现反复发病的情况。长期反复的刺激，就会使得体质发生变化。

另外，经常熬夜者应该喝甘寒性质的凉茶，因为熬夜所导致的上火，其实是由于人的体质下降所引起的，属于虚火。如果喝苦寒的凉茶反而导致虚火更盛，而甘寒凉茶则可以滋阴，例如沙参、石斛、玉竹、枸杞子等药材制成的凉茶就能够起到补虚祛火的功效。

夏季最好饮用甘寒性质的凉茶。寒性凉茶主要适用于治病，例如发热、口

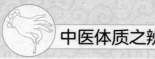

臭或者急性胃炎所引起的突然呕吐等。日常饮品应该以凉为主，能够达到很好的调节作用。绿豆、沙参、乌梅、酸梅等都是很好的降火之物，其中冰冻酸梅汤不仅味美，而且从中医学的角度讲，能平降肝火，滋养肝脏。此外，乌梅还

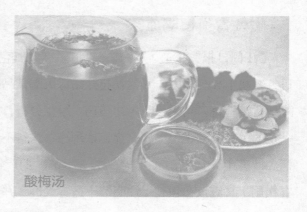

酸梅汤

是天然的润喉药，可以温和滋润咽喉发炎的部位，缓解疼痛。

癌症其实是可以预防的

癌症是以分化障碍为特性的遗传性细胞过度、自律性增生，属于一种异常的病理增生，是多种恶性肿瘤的总称。临床表现主要为肿块逐渐增大，表面高低不平，质地坚硬，时有疼痛、发热，并伴纳呆、乏力、日见消瘦等症状，预后不良。

随着 21 世纪的到来，癌症的发病率迅速增加，在我国癌症在死亡顺序中已经上升至第 1 位。尽管诸如化学治疗、手术治疗、靶向治疗、放疗等技术手段的不断兴起，恶性肿瘤仍旧是危害人类健康及生命的头号杀手。基于多年来人们与癌症做斗争的认识，癌症顾问委员会于 1981 年明确提出：1/3 癌症可以预防，1/3 癌症如能早期诊断可以治愈，1/3 癌症可以减轻痛苦、延长生命。应用已有的、有前途的医学知识开展肿瘤预防，要比期待中的基础研究的突破获得更大的实效。

众所周知，癌症是一种逐渐演变的疾病，从理论上讲癌症患者在出现临床症状前，或发生肿瘤浸润前就借助各种检测手段，将癌症患者从无症状的自然人群中或有选择的人群中检测出来，然后给予适当的治疗是肿瘤治疗的最好时机。虽然目前不能肯定中医肿瘤体质辨识可以作为肿瘤普查的一项有

意义的手段，但是作为一种辅助手段，在早期发现的癌前病变中进行体质辨识，对于中医药早期干预肿瘤禀赋，预防肿瘤都将有深远的意义。

周小军等采用中医体质调查量表，在鼻咽癌高发区广东省中山市对 400 例慢性鼻咽炎、80 例鼻咽癌前病变、150 例初诊鼻咽癌患者进行中医体质证候调查。调查结果显示气虚为鼻咽癌癌变过程的重要因素，鼻咽癌变后则可表现为热、湿、气虚、寒、瘀多类体质证候。

刘氏等对胃癌患者术前病证进行了聚类分析研究，认为气虚是胃癌发病的关键因素，各种致癌因素久留体内形成癌毒，只有在机体正气不足时才能形成胃癌；继之产生瘀血痰湿等病理产物，导致疾病进一步恶化。李氏课题组对胃癌前病变进行了多年的研究，发现慢性萎缩性胃炎患者中以虚寒证、郁热证最多见。

现代医学对情志与肿瘤的发病关系已经有充分的认识。七情所伤，尤其是长期的抑郁、恼怒、焦虑、紧张等不良情绪，会在某种程度上引起体质的变异，构成诱发肿瘤的病理基础。肿瘤发生后及肿瘤治疗过程中产生的诸多问题，又会对患者的心理产生很大影响，使气郁质的偏差更加明显，气郁主要以肝气不疏为表现，肝郁克脾，脾失健运易影响胃肠的受纳传输功能，故气郁质在胃肠癌中所占比例较高。

体质具有先天性、个体性和可调性。遗传和环境（包括社会环境和自身）是影响体质的主要因素。只有充分认识体质的特征及其影响因素，制定个体化干预措施，及时纠正，才能远离疾病，使人类体质向健康的方向优化发展。以下介绍几种容易患癌症的体质。

1. 燥红质者 此种体质者长期以来内热较重，性情急躁，心烦失眠、大便秘结、小便黄少、舌质红，舌苔或少或无。整个人体的新陈代谢呈病理性亢进，导致某些组织很容易受内外刺激的激惹而"误入歧途"，发生突变，形成恶性肿瘤。

2. 晦涩质者 此种体质者常常存在长期、深层次的抑郁，体内微循环常有障碍。临床上可见其面色晦暗，体内常有不明原因的固定部位的隐痛，舌

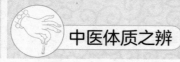
质呈青紫色或见瘀点。

3. 酸性体质者 人体在正常代谢过程中，不断产生酸性物质和碱性物质，也从食物中摄入酸性物质和碱性物质。如果人体内的 pH 经常低于 7.35，就称为酸性体质。酸性体质的人容易患癌症，其中一个关键因素在于酸性体质的血质是癌细胞的温床，酸性体质也十分有利于癌细胞转移和扩散。

4. 过敏体质者 过敏体质是指一些人的体质与常人不同，他们易患过敏性疾病，患者常出现哮喘、荨麻疹、食物过敏或其他变态反应性疾病。

5. 气虚质者 此种体质是鼻咽癌的敏感体质，且贯穿于鼻咽癌发生、发展的全过程。同时，鼻咽癌高危人群体质以单纯气虚质为特点。

中医怎么看类风湿关节炎

类风湿关节炎（RA），中医病名"尪痹"。这是一种慢性的、全身性的自身免疫类的疾病，其病理表现主要以滑膜炎、骨质破坏及关节损害为特征。本病多累及双手近端指间关节、双手掌指关节、腕、膝、踝和足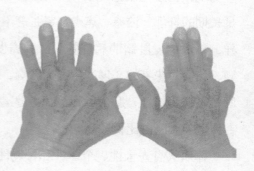趾关节的对称性多关节炎。病程长，致残率高，常会伴有贫血、发热、淋巴结肿大及皮下结节等关节外表现，血清学检查见多种自身抗体及高效价阳性指标。未经正确治疗的RA可迁延不愈，甚至导致关节畸形。RA的发病率随着年龄增高而增高，男女比例约1∶3，多发于60—75岁人群。

体质分布

2013 年 5 月至 2014 年 2 月，北京中医药大学第二临床医学院东方医院风湿免疫科在病房住院患者中进行了中医体质学分型分析。200 例类风湿关节炎患者中以阳虚型、阴虚型、气虚型为主，分别占 200 例中的 32%、27%、

13％。男性患者阳虚质最多，其次是痰湿质及阴虚质；女性患者以阳虚质最多，其次是阴虚质和气虚质。18—40岁患者中，以阳虚质居多，其次是阴虚质、气虚质及痰湿质；41—60岁的患者中以阴虚质居多，其次是阳虚质及血瘀质；61—80岁的患者中阳虚质最多，其次是阴虚质及气虚质；大于80岁的患者仅有2例，均为气虚质。类风湿关节炎患者的体质分布与年龄无明显相关性。病程1～10年的患者以及病程11～20年的患者中，以阳虚质最多，其次是阴虚质和气虚质；病程21～30年的患者中以阴虚质最多，其次是阳虚质和气虚质；病程＞30年的患者中，以血瘀质最多，其次是气虚质和阴虚质。类风湿关节炎患者的体质分布与病程存在一定的相关性。

治疗特点

1. **早期诊断难**　由于疾病表现反复无常，有时需要几个月，甚至几年才能诊断出来，近年出现的抗CCP抗体检测为类风湿关节炎的早期诊断提供了重要依据。

2. **治疗周期长**　临床经验表明，很多类风湿关节炎患者的治疗都需要2～5年，甚至更长时间。所以患者要做好心理准备，找到一家信赖的正规专科医院就诊后就不要再轻易易医。目前类风湿关节炎还不能根治，所有吹嘘能够根治的广告都不可信。

3. **药物起效慢**　有些患者就诊后反映，1周的药吃完后一点效果也没有。大部分治疗类风湿关节炎的药物都是1～2个月才起效的，所以患者一定要有耐心，依从性要好。新兴的药物、生物制剂疗效较好，但价格昂贵，经济负担重。

4. **治疗容易复发**　一些患者治疗1年之后，病情控制较好，但是仅仅是着凉了一次，类风湿关节炎就复发了。

饮食调理

类风湿关节炎作为一种慢性疾病，患者常因关节疼痛、活动减少、常年服

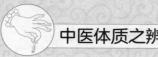

药等因素影响食欲和消化功能。而食物又是日常生活所需的营养及能量的主要来源。因此，要注意改善患者的营养摄入，增进患者的食欲。要注意选择高蛋白、高维生素和易消化的食物，还应注意菜肴的色香味，尽可能提高患者的食欲，也可以增加餐饮量或次数，以供给足够的热量。

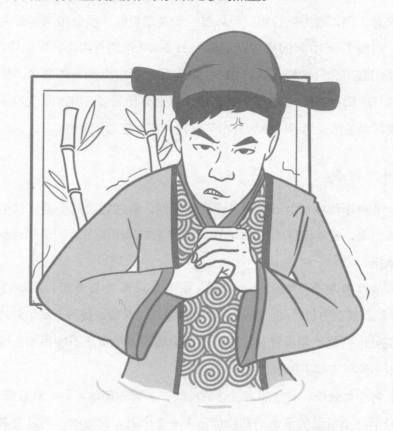

其次，类风湿关节炎患者不宜服用对病情不利的食物和刺激性强的食物，糖类及脂肪也要少摄入，食盐量也应比正常人少。另外，茶叶、咖啡、奶制品也可能加重病情，应少用。

类风湿关节炎有风热型和湿热型之分。风热型主要症状为关节游走性疼痛，发热，咽痛，便秘，溲赤，苔厚，舌红，脉数或弦数，血沉也明显增快；湿热型的患者可出现低热、胸闷、纳呆、关节肿痛有积液、舌质红、苔白腻、血沉增快等表现。应多选用寒凉的饮食：如薏苡仁粥、绿豆、生梨、豆卷、菊花菜、芦根等，可以协助清除内热；少食温热性食物，如辣椒、芥末、姜、桂皮、酒等，这些会伤阴助火，加重症状。

食疗因类型而异

1. **肝肾两虚型**　患者表现为关节疼痛畸形，肌肉萎缩，筋腱拘挛，畏寒，消瘦，面色无华，舌淡苔薄白或白腻，脉沉细，而血沉多不快，或接近正常。

可以多食用一些补益食品，如鸭肉、鹅肉、羊骨髓、胡桃、桂圆、芝麻等。

2. **寒湿痹阻证**　关节肿胀疼痛，痛有定处，晨僵，屈伸不利，遇寒则痛剧，畏寒怕冷，舌淡苔薄白，脉紧或沉紧。食疗以疏风散寒，祛湿通络为原则。

(1) 附片蒸羊肉：制附片 10 克，鲜羊腿肉 500 克，肉清汤 250 毫升，料酒 15 克，葱节 6 克，姜片 6 克，胡椒粉、味精、盐各适量，熟猪油 30 克。将羊肉洗净，放入锅中，加适量水煮熟，捞出，切成 2 厘米 ×5 厘米见方的肉块，与制附片同放入大碗中，并放料酒、熟猪油、葱节、姜片、肉清汤，隔水蒸 3 小时。食时撒上葱花、味精、胡椒粉。食肉饮汤，佐餐食用，随量服食。

(2) 牛膝酒糟：牛膝 500 克，糯米 1000 克，甜酒曲适量。先将牛膝洗净，同放入砂锅中，加适量水煮 2 ～ 3 次，取部分药汁浸糯米，另一部分药汁于糯米煮熟后，拌和甜酒曲，于温暖处发酵为酒糟。每日 1 次，每次取酒糟 30 克煮食。

3. **湿热痹阻证**　恶风发热，关节红、肿、热、痛，活动受限，晨僵，得热加剧，遇凉稍解，口渴欲饮，溲赤便干，舌红苔黄腻，脉濡数。食疗以清热除湿，宣痹通络为原则。

知母炖鹌鹑：熟地黄 20 克，知母 20 克，鹌鹑 1 只。鹌鹑切块，与药材一起放入炖盅，加适量水及调味品，隔水文火炖 3 小时即成。佐餐食用，随量服食。

腰椎间盘突出症患者的中医体质

腰椎间盘突出症是指腰椎椎间盘及腰椎骨退行性变而压迫其周围的神经、血管及其他组织引起一系列症状的综合征。现代医学认为，腰椎间盘突出症是由于腰椎间盘退变，腰椎间发生失稳，腰椎内外应力失衡，在某种可诱发椎间隙压力突然增高的因素作用下，导致纤维环膨出或髓核穿过已变性、薄化的纤维环进入椎管前方或髓核穿过椎板侵入椎体边缘，使神经根、硬膜囊受压或髓核破裂对相邻组织产生化学刺激，使周围组织炎性水肿而产生腰痛、下肢痛或膀胱、直肠功能障碍的一系列临床症状。

易感人群

冷热交替时节是腰椎间盘突出症的高发期，该病可能发生在每个行业的工作者身上，且以劳动强度较大的工作者更为常见。除此之外，长期坐办公室的上班族也较容易发病。总体来说，有三类比较容易罹患腰椎间盘突出的人群。

1. **久坐一族** 如白领、设计、编辑、会计、电脑操作员、教师等，是腰椎间盘突出症的高发人群。由于此部分人员长期保持固定姿势，又缺乏活动锻炼、长期熬夜、生活规律混乱，导致肌肉无力，如果再加上像最近冷热交替过于频繁的时段，极易加速椎体的退行性病变。

2. **司机一族** 开车带给我们的是便利，但长期久坐，加上开车对身体的颠簸，会使腰椎疾病缠上开车族。有一些司机经常把车内温度开得很低，这对经常劳累的脊柱伤害很大。

3. **重体力劳动一族** 重体力劳动，对人体腰椎牵引力度大，因此导致体力劳动者尤其是干重体力劳动者更容易患上腰椎病。

体质分型

调查结果显示，腰椎间盘突出症阳虚质在患者中居于首位，其次是血瘀质。阳虚质患者中女性比例高于男性，而男性则集中分布在血瘀质、痰湿质，这是由于男女在自身生理功能、形态结构等方面的差异所造成的。

中医学认为"阳虚则内寒"，寒邪侵入人体后，其经脉气血失于阳气的温煦，使气血开始出现凝结阻滞，不荣则痛或不通则痛易致腰痛。浙江地区温热气候长，经济发达，制冷设备已遍布城市的住宅区、办公室、商场、超市及医院等各大公共场合，人们长期处于低温空调环境下可耗伤阳气，产生阳虚质。而随着年龄的增长，人体脏腑功能失调，尤其是老年人营卫虚弱，加之晚睡早起、失眠，阳不及时入阴，则会出现潜藏不及，化生不足，日久出现阳虚质。

《黄帝内经》曰"太阴之人，多阴而无阳，其阴血浊，其卫气涩"，也就是说血瘀体质者有气血凝滞、瘀浊不畅的特点。瘀血是一种病理产物，阻滞腰间即可导致腰部气机不畅，引起腰痛。随着现代社会竞争激烈，人们常常处于高负荷工作及学习的状态，精神压力亦日渐增加，日久伤神，神伤则气机失调，血行不畅。尤其是随着经济的发展，从事脑力劳动的人越来越多，用脑时间过长，精神持续紧张会产生微循环障碍，且大多数腰椎间盘突出症的发生都是长时间"坐"出来的，单一姿势的静力性劳动和以静息为主的生活方式可造成精髓缺乏，筋骨肌肉失养，形成慢性劳损，易致气血凝滞，可见，瘀血是腰椎间盘突出症时神经组织血供障碍的重要因素之一。

日常预防

腰椎间盘突出症是骨科的常见病和多发病，是引起腰腿痛的常见原因，给人们的生活和工作带来了极大的影响，给患者造成极大的痛苦。

日常生活中，要保持良好的姿势。正确的姿势不但可以提高劳动效率，而且能防止腰部肌肉劳损，延缓椎间盘蜕变，从而有效预防腰椎间盘突出症。对于经常采用坐姿的工作者，调整座椅的高度，使双膝关节能自由屈伸，上腰椎与靠背椅贴近，保持脊柱伸直。半弯腰的劳动者要保持下腰部伸直，两足分开与肩平行，使重力落在双髋关节和双足上。重体力劳动者在弯腰搬重物时应先

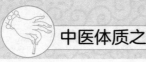

伸腰部，然后屈髋下蹲，再用力伸直髋、膝关节，挺腰将重物搬起。无论哪种工作方式，都要有短暂的姿势变化。

加强锻炼，增强体质，避免腰部感受风寒湿邪。两侧强有力的腰背肌，可以稳定脊柱，防止腰背部的软组织损伤和劳损，减轻腰椎的负荷，增加局部的血液循环，减慢腰椎间盘退变的过程。在冬季应注意保暖，避免腰部受风寒侵袭。锻炼的方式可因人而异，做广播操、健美操、打太极拳均可。

体力劳动者应加强腰部的保护和防护。某些需要长期弯腰工作的劳动者，腰椎间盘承受的压力较一般站立时增加 1 倍。长期坐着工作的劳动者，如司机等，腰背痛的发病率较高。因此，应注意劳动的姿势，劳动过程中坚持适当活动，做工间操，对腰椎间盘突出的预防有所帮助。对于从事剧烈腰部运动的运动员和其他工作者，应当加强腰背部的保护，经常进行健康检查，防止反复受损。

吸烟过多也能发生腰背痛，这是因为烟叶中某些化学物质可使血管收缩，血管壁缺血、缺氧，椎间盘营养状况恶化，从而加速椎间盘退变。同时，吸烟可引起咳嗽，严重的咳嗽又会引起椎间盘内压力升高，促进椎间盘退变，导致腰椎间盘突出，故应戒烟。

另外，体重超重、肥胖可能额外地增加了腰椎间盘的负荷，从而加速了腰椎间盘的退变过程，有可能是腰椎间盘突出症的一个重要因素。因此在人群中控制体重、预防肥胖症的发生尤为重要。

银屑病与中医体质

银屑病是一种常见并易复发的慢性炎症性皮肤病，俗称"牛皮癣"。分为寻常型和非寻常型两种，以寻常型最为多见。主要表现为急性发作，慢性经过，倾向复发。皮损好发于肘、膝关节伸侧和头部，少数患者指（趾）甲和黏膜亦可被侵。致病原因尚不完全明确，主要与遗传、免疫功能紊乱、感染、代谢障碍等有关。

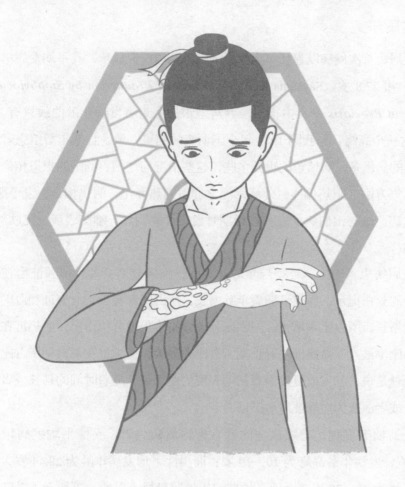

症状表现

(1) 皮损初起为针头至黄豆大的红色丘疹，逐渐增大为钱币或更大淡红色浸润斑，边界清楚，表面覆盖多层干燥的银白色鳞屑。轻轻刮除表面鳞屑，基底即露出鲜红、平滑有亮光的半透明薄膜，再刮除薄膜，则出现小出血点。

(2) 皮损形态可表现为多种形式。急性期皮损多呈点滴状，鲜红色，瘙痒较著；静止期皮损常为斑块状或地图状等；消退期皮损常呈环状、半环状。皮损一般冬重夏轻，常容易复发。非寻常型银屑病可有泛发的脓疱、关节损害及红皮病，一般比较少见。

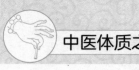

体质研究

银屑病首次发病以青壮年为主，国内外两项研究显示，其平均发病年龄为26.5 岁和27.8 岁。Sayaama K 在 *Superantigen Production by Staphylocuccus Aureus in Psoriasis* 一文中指出，寻常型银屑病患者发病年龄曲线只有 20 — 30 岁这一个高峰，与我国 1984 年全国调查的结果一致，且低年龄组患者中有家族史的病例多，病情重的也要多些，这些情况与德国、韩国的报道相似。青少年血气方刚，阳热偏盛，外感六淫之邪后因热而化，两热相合，发于肌肤，则为本病。这与银屑病初发和进行期时血热征象明显、临床表现为皮肤红斑、丘疹相符。

银屑病患者的中医证型与年龄、病程、临床分期有关。中医证型在不同年龄段的分布提示，血热证随着年龄增长，所占比率减少；血瘀证和血虚证随着年龄增长，所占比率增大。在临床分期分布中可以分析得出，血热证在进行期所占比率最大，血瘀证在静止期所占比率最大，血虚证在消退期所占比率最大。也就是说，初发或复发患者初期表现为血热证，随着时间的延长或者皮损消退，或者演变为血燥证或血瘀证。

金诗怡等发现，有家族史的寻常型银屑病患者，女性平均发病年龄为21.02 岁，发病年龄高峰为 10—19 岁；而男性平均发病年龄为 28.44 岁，发病年龄高峰为 20—29 岁。女性平均发病年龄明显早于男性，可能女子以肝为先天、以血为用，容易耗血伤阴，血热内生，发于肌肤导致银屑病发病。

银屑病发病有明显的人种差异，一般来说在白种人中较多，其次为黄种人，黑种人较少。

日常养护

俗语说病要"三分治，七分养"，这"七分养"就是要靠患者平时注意生活细节。

(1) 银屑病患者一定要勤洗澡，并且最好用清温水，切忌使用碱性沐浴液；

洗完澡要涂凡士林、尿素软膏等保湿剂。

(2) 对于中老年患者，早上采用"果浆＋稀饭"食谱对控制病情十分有利。皮损面积不超过 3 个巴掌的话，不用内服药。在这里，推荐一款鲜榨果蔬汁。用火龙果、猕猴桃、橙子、苹果、胡萝卜榨成汁，能够补充身体所需要的各种营养。可以根据口味，适量加入一些蜂蜜。鲜榨果蔬汁含有丰富的维生素和膳食纤维，有解毒排毒、净化机体的作用。

(3) 银屑病患者 75％以上伴有急躁、激动、易怒的不良情绪。很多患者因精神刺激导致病情加重，也有患者因心情开朗而自愈。因此，树立战胜疾病的信心，保持平和的心境，是预防银屑病复发的一剂良药。烦躁或压力大时，也可以通过听音乐放松身心。

(4) 慎用激素。糖皮质激素有良好的抗炎、抑制免疫的作用，因而应用（口服、注射）糖皮质激素治疗寻常型银屑病，表面上有"良好"的近期疗效，但停药后皮疹可迅速发生、扩散，甚至诱发红皮病型、脓疱型银屑病，使病情加重。倘若使用不当和滥用激素，将导致或加重骨质疏松、胃溃疡、高血压、白内障以及易感染、出现欣快的精神症状等。

产后抑郁症与中医体质

　　产后抑郁症也叫产后忧郁症，是妇女在生完孩子之后由于生理和心理因素造成的抑郁症，症状有紧张、疑虑、内疚、恐惧等，极少数严重者会有绝望、离家出走、伤害孩子或自杀的想法和行动。据报道，国际上产后抑郁症发生率为 12％～13％，国内据调查，目前上海产后抑郁症发生率约为 10.9％，并呈现逐年上升趋势。产后抑郁症不仅影响产妇的身心健康，还影响到幼儿的健康成长、家庭稳定以及社会的安定。产后抑郁症可持续整个产褥期，有的甚至持续至幼儿上学前。产后抑郁症不仅与荷尔蒙分泌有关，更多的还是心理方面的原因。如果及时治疗，约 70％的患者能在一年内治愈。

体质分析

研究表明，产后体质偏颇者产褥期抑郁症发生率明显增高，偏气血虚者与偏血瘀者较易患病，二者相比发病率无明显差异。

产后病的病因病机有 4 个方面。一是亡血伤津。由于分娩用力、出汗、产创和出血，而使阴血暴亡，虚阳浮散，变生他病。二是元气受损。分娩是一个持续时间较长（初产妇需持续 12 ～ 14 小时，经产妇一般为 6 ～ 8 小时）的体力持续消耗过程。若产程过长，产时用力耗气，产后操劳过早，或失血过多，气随血耗，可致气虚失摄、冲任不固。三是瘀血内阻。分娩创伤，脉络受损，血溢脉外，离经成瘀。产后百节空虚，若起居不慎，感受寒热之邪，寒凝热灼成瘀；或胞衣、胎盘残留，瘀血内阻，败血为病。四是外感六淫或饮食房劳所伤。产后元气、津血俱伤，腠理疏松，生活稍有不慎或调摄失当，均可致气血不调，营卫失和，脏腑功能失常，冲任损伤而变生产后诸疾。

根据产后亡血伤津、元气受损、瘀血内阻所形成的病机特点，产后体质大致可分为偏血瘀和偏气血虚两类。偏血瘀：面色晦暗，恶露量少，色暗夹块，腹痛拒按，胸胁胀痛，口唇紫暗，舌质暗苔白滑，脉弦涩或沉紧。偏气血虚：面色萎黄或苍白，头晕目眩，心悸自汗，神倦懒言，腹痛绵绵，大便干燥，舌淡苔薄，脉细。

产后更需多关怀

分析新妈妈患上产后抑郁症的原因，专家认为主要有 5 个方面：分娩后激素水平的急剧变化，导致情绪抑郁；本身性格不成熟、内向、敏感、与人相处不融洽；对妊娠及分娩缺乏必要的心理准备；本身患有躯体疾病或有精神疾病家族病史；妊娠或分娩期间恰好遭遇工作或生活打击，且缺乏关爱。据介绍，高龄产妇和"珍贵儿"（指夫妻身体条件太差不能妊娠或妊娠也难保胎，但在医院精心护理下诞生的婴儿）产妇更容易出现产后心理问题。

对于如何应对产后抑郁症，一般认为，社会、家庭都应重视，尤其是产妇的丈夫，更有责任和义务帮助产妇顺利度过这个特殊时期。夫妻间的沟通、家人的关爱、舒心的环境、良好的睡眠都能缓解产后心理问题的发生。而新妈妈在遇到问题时，应以主动找亲友聊天、选择节奏缓和的体育锻炼等方式，把负面情绪释放出来，减轻压力。

需要提醒的是，如果新妈妈的负面情绪持续两周以上无法缓解，则需考虑到专门的心理机构接受专业的心理指导。轻度的症状可以通过心理治疗恢复，对抑郁症状明显，尤其是有自杀倾向者，应及时到精神卫生机构进行抗抑郁药物治疗或住院治疗。

小儿反复呼吸道感染与哪些因素有关

反复呼吸道感染是小儿时期的多发病，尤其常见于 3 岁以下儿童。1987 年中华医学会儿科学分会呼吸学组制定了《反复呼吸道感染诊断参考标准》，20 年来对其认识有了进一步提高。2007 年 9 月在"儿童慢性咳嗽与反复呼吸道感染学术研讨会"上，对反复呼吸道感染的临床概念和判断条件进行了讨论和修订，进一步规范和指导临床运用。反复呼吸道感染指 1 年以内发生上、下呼吸道感染的次数频繁，超出正常范围。将 1 年内上呼吸道感染或下呼吸道感染次数频繁，超过一定范围的儿童，定名为反复呼吸道感染儿，简称复感儿。近年来本病的发病率逐年上升，而且有城市发病率高于农村的趋势。临床中，反复呼吸道感染顽固难治，日久还可诱生他病，如哮喘、心悸、水肿等。

诊断标准

小儿反复呼吸道感染的诊断标准见表 3。

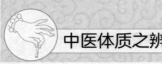

表3　小儿反复呼吸道感染的诊断标准

	上呼吸道感染次数 / 年	下呼吸道感染次数 / 年
0—2 岁	7 次以上	3 次以上
3—6 岁	6 次以上	2 次以上
6 岁以上	5 次以上	2 次以上

判断是否为反复呼吸道感染需要注意以下几点。

(1) 两次感染间隔时间至少 7 天以上。

(2) 若上呼吸道感染次数不够，可以将上、下呼吸道感染次数相加，反之则不能。若反复感染是以下呼吸道为主，则应定义为反复下呼吸道感染。

(3) 确定次数需连续观察 1 年。

(4) 反复肺炎是指 1 年内反复患肺炎 2 次，肺炎需由肺部体征和影像学证实，两次肺炎诊断期间肺炎体征和影像学改变应完全消失。

体质与易感性

临床研究发现，气阴两虚体质的儿童发病居多，其次为阳虚。如阳虚体质的患儿，平素表现出气短乏力、汗多、动辄尤甚、纳呆、畏寒、面色萎黄、舌淡苔薄白的体质特点，易于感受风寒、风湿之邪；阴虚体质的患儿，平素表现出形体消瘦、大便干结、咽红、扁桃体肿大、盗汗、舌红少苔或地图舌的体质特点，此类患儿易感受风热、燥热等邪气。

不同体质的人对病邪的反应也不一致，如同是感受湿邪，阴寒之体得之，则从寒化，而为寒湿。又如"胖人多湿"，肥胖小儿易患喘息、湿疹、腹泻。燥热体质易患乳蛾、口疮。体质虚弱的儿童患病后往往表现病程缠绵难愈，病势较重，且易发生病邪内陷而出现相关的变证、险证；而属于阳盛体质的易感儿童，虽然也易发生呼吸道感染，但是相对病势较轻，病位也多局限于上呼吸道部位，发生变证的机会也少。

复感儿体质多属于阴阳不均衡质。因自身因素，阴虚体质儿童易感受风热、燥热之邪，在感染的发作期多表现为实热或虚热的证候，初见外感风热、燥热证，旋即入里呈现热毒壅喉、热邪闭肺、痰热壅肺、湿热壅肺、燥热伤阴等证候；在缓解期多表现脾肾气阴不足的证候。阳虚儿童易感风寒、风湿之邪，在感染发作期多表现寒或寒热错杂的证候，初见外感风寒、风湿证，继则可见湿滞内停、水湿停留、痰饮停肺、痰湿蕴肺等证；缓解期多属脾肾阳气不足的证候。

体质食养原则及操作

患儿宜食谱广泛，清淡营养，五味调和，食甘寒凉、平性的食品（如大米、白菜、苹果、猪肉），忌辛热温燥之品（如荔枝、龙眼、辣椒、韭菜、洋葱、羊肉、狗肉）。阴虚质：养阴清热（如银耳、菠菜、雪梨、龟肉、鸭肉）。内热质：清热润肠（如苦瓜、黄瓜、绿豆芽、西瓜、杨桃、兔肉），宜多吃蔬菜，保持大便通畅，并忌滋腻肥甘。家长可按以上原则指导选择食物。

养成良好的饮食习惯，不挑食、不偏食。从小培养孩子"粗食"的习惯，注意多清淡、少油腻，荤素适当搭配，着重在日常食品中补充维生素和矿物质丰富的营养物质。多食富营养食物如猪肝、瘦肉、蛋类、大豆及其制品、菜蔬、水果等。

注意环境卫生，室内空气要流通，适当户外活动，多晒太阳，按时预防接种；感冒流行期间避免去公共场所；避免接触过敏物质，如尘螨、花粉、油漆等；养成良好的生活习惯，保证充足的睡眠；加强营养，适当补充身体所需的维生素，预防如维生素D缺乏性佝偻病、营养不良、贫血等。

儿童近视与中医体质

近视也称短视眼，是影响儿童身心健康的主要因素之一。近年来我国青少年的近视发生率已上升至世界第二位，可见青少年近视对我国民族健康素质影响之大。

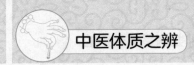
基本概况

眼球的发育在婴幼儿、少年和青年不同的阶段有不同的特点，故人在各阶段的视力障碍也有不同的特点。婴幼儿的眼球前后径比较短，大多数是远视眼（短眼）。由于眼睛通过外界光线的刺激，视力才逐渐发育提高，8岁以前眼球发育很旺盛，9岁以后眼球发育的速度逐渐减慢，视力不再提高。眼睛随着身体发育而生长，一部分人眼发展为正视眼，有的人眼仍比较短，为远视眼。有的人眼变成了近视眼，尤其是青少年，如果不注意用眼卫生，过度用眼，就容易造成近视。

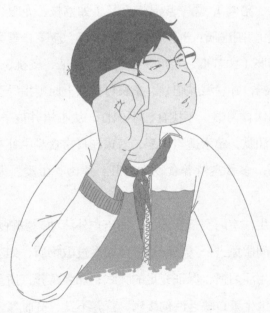

近视有先天性近视和后天性近视两类。先天性近视较少，一般与遗传有关，因此把与遗传有关的近视称为变性近视。-6 D以上的近视称为高度近视，有人把 -10 D以上的高度近视称为超高度近视。高度近视在我国基本上是一种常染色体的隐性遗传病。后天性近视又称为一般性近视，大多数是环境因素造成的，如长期用眼过度，看书姿势不端正，光线过强或过暗，看电视过多等；另外，偏食，营养不良，缺乏维生素A，缺钙，体质差，患长期慢性消耗性疾病、结核病、慢性痢疾、佝偻病等，也容易患近视。

真假近视眼的比较

　　一般近视的形成可以分为两个阶段，即假性近视（功能性阶段）和真性近视（器质性阶段）。假性近视是由于眼的调节紧张所造成的。所谓调节就是人的眼睛看 5 米内目标时，调节装置包括睫状体肌、晶体悬韧带和晶体部分发生作用而对焦，使人看清近距离物体的过程。看得越近需要的调节就越大，睫状体肌就越高度收缩或处于紧张、痉挛状态，变凸的晶体不能复原，导致看不清远物，但当调节使用各种方法松弛它，又能看清远物，视力恢复好，没有近视的度数或很浅，甚至会有远视，这种近视医学上称为假性近视。假性近视是不应该配戴眼镜的，而要用各种方法放松调节，通过综合措施治疗假性近视。如果长期过度用眼，使调节痉挛、眼内充血、内压增高、眼球变长，则变成真性近视。真假近视可以通过散瞳法和云雾法等鉴别。

　　近视眼的症状：①假性近视的人视力时好时坏，用眼久则朦，休息好则视力提高；②易眯起眼来看东西或眼与物靠得很近；③易疲劳、看字不清楚、眼胀眼痛、易困倦；④患高度近视者可有玻璃体变浊而出现飞蚊症；⑤高度近视可发生视网膜退行性变化，如视网膜萎缩、黄斑出血、视网膜脱离等，导致视力严重下降，甚至失明。

体质分析及预防

　　眼睛通过经络与五脏六腑等全身组织密切相连，眼之所以能辨颜色、视万物，是由于五脏六腑的精气滋养所成。中医学认为禀赋不足，阳不生阴，阴精不足，阳气有余，阴精不能收敛，目失濡养则目中光华不能收敛视近是近视的主要病因病机。儿童脏腑娇嫩，形气未充，五脏六腑的形和气较成人相对不足，尤以肺、脾、肾三脏最为明显，故易出现气血未充、脾胃薄弱。清代冯兆张《冯氏锦囊秘录》认为儿科"纯阳"，即指小儿肾气不足，天癸未至，肝肾同源、气血同源，肝肾不足亦易出现气血亏虚，不能上濡以目，目失所养，阴

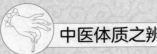

精不能收敛出现短视，因此，在儿童偏颇体质中易出现阴虚质以及气虚质。研究显示：儿童近视的主要体质是阴虚质、气虚质。

根据中医学治未病的理论，与其救治于有病之后，不如摄养于无疾之前，纠正偏颇体质对于预防近视的发生有积极的意义。对于阴虚质、气虚质儿童可以予中药益阴、补气从而实现调节脏腑功能的作用，而且要养成良好饮食起居等生活习惯，过度劳累则耗损机体之气从而致气虚；过度安逸，不参加体育锻炼则致气机不畅、脾运失调、全身虚弱、气血不足；过度的精神刺激可使脏腑功能失调，气血失常。在饮食方面气虚质者多食益气健脾作用的食物，如黄豆、白扁豆、鸡肉等；少食空心菜、生萝卜等，平时要注意保暖。阴虚质者宜多用具有滋阴清热、生津润燥功效的食物如猪瘦肉、鸭肉、绿豆、冬瓜等甘凉滋润之品，少食羊肉、韭菜、辣椒、葵花子、火锅等性温燥烈之品，避免熬夜、剧烈运动，及时补水。总之，营养合理、五味调和、合理膳食才能较好地补益充养身体，不可五味偏嗜，甘入脾，过食甘则脾气湿滞，运化失常，津液不布，辛入肺，过食辛则发散过度津液耗伤，气随津耗，目睛失于润养而致近视。现代医学认为：糖代谢过程中会产生酸，食糖过多，会使血中产生大量的酸，与机体内的钙、磷相结合，在血液中还原，令血钙、血磷下降，影响眼球壁的坚韧性，使眼轴伸长，助长近视的发生和发展。传统中医学与现代医学都认为过食含糖高的食物会引起的近视与发展，因此对于正处在生长发育的儿童及青少年，应注意避免过食含糖高的食物。

预防近视的措施

近视眼的发生原因和影响因素是多方面的，既有后天的如学习条件等环境因素，又有遗传的因素。因此，保护视力和预防近视应该兼顾诸因素的各个方面，采取综合措施。

1.**合理安排生活制度** 保证孩子有足够的休息、睡眠和课外活动时间，以利眼睛得到充分的休息。

2.**注意阅读、书写卫生** 阅读书写时要做到"三个一"，即手指距笔尖一寸、胸距桌边缘一拳、眼距书本一尺。在走路、乘车、躺着时不看书，因为眼容易疲劳。同时也要注意不在光线过强或过弱的地方读写。阅读和书写的持续时间应控制在 1 小时左右，然后有短时间的休息。望远或变换活动方式可以消除眼的疲劳。

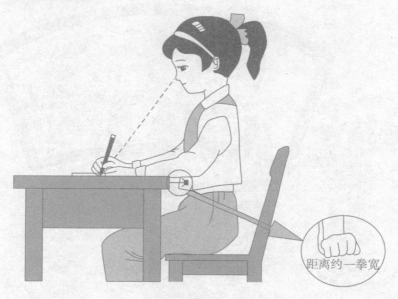

距离约一拳宽

　　3. 改善学习环境　检查家里的采光、照明情况。检查孩子的书桌是否适合孩子的读写条件。

　　4. 提醒孩子做好眼保健操　一般每天可做 2 次，上下午各 1 次。

　　5. 定期检查视力　每学期至少检查 1 次孩子视力，以了解视力变化情况，做到早发现、早采取措施，控制近视眼的发生和发展。

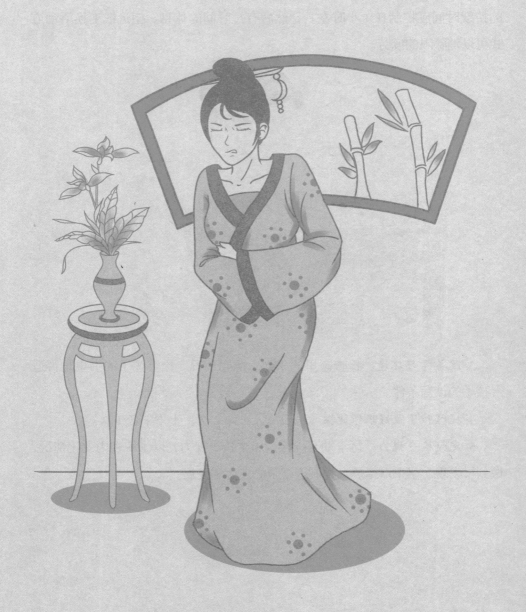

养生篇
体质养生

导 言

　　体质即机体素质，秉承父母先天遗传，受后天自然、社会环境等多种因素影响。未病先防、既病防变，本篇以九种中医体质学说为基础，从地理环境、先天禀赋、性别年龄、精神饮食等诸方面分析了九种体质的形成因素，阐述了不同体质的特点及养生原则，并从精神修养、环境调摄、饮食调理、日常锻炼和药物治疗等方面提出了具体的养生方法和措施。

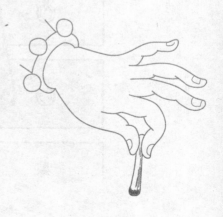

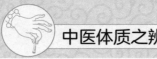

阴阳平和——生命的最佳状态

平和体质是指先天禀赋良好，后天调养得当，以体态适中、面色红润、精力充沛、脏腑功能状态强健壮实为主要特征的一种体质状态。这是一种健康的状态，是人人都向往的一种体质。事实上，它是人体气血津液和谐运行的状态，是长寿的基础，更是一个需要维持的过程。

北京中医药大学王琦教授带领的《中医体质分类判定标准的研究及其应用》课题组，经过对我国东、西、南、北、中 5 个地域 9 省 26 市进行 2 万例大样本流行病学调查研究后，根据中医学理论和现代医学的研究成果，将中国人的体质分为 9 种类型，其中健康的平和体质仅占 33％，可见平和体质是美好的，但也不是人人都可以拥有的。

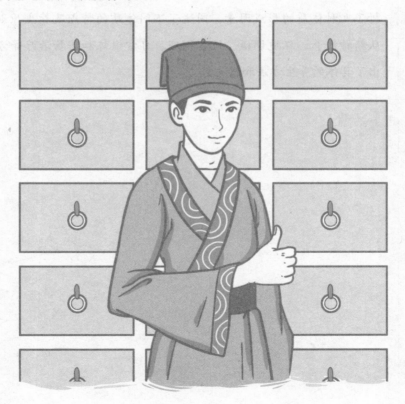

那么如何算得上平和体质呢？具体来说，这类体质的人表现为体形匀称，肌肉结实，精力充沛，面色红润有光泽，头发润泽有弹性，食欲、睡眠良好，大小便正常，舌色淡红，舌苔薄白；性格随和开朗、乐观积极。不容易得病，若得病也能较快康复；对自然环境和社会环境适应力均较强。对照来看，自己是否做得到以上这些呢？如果可以对号入座，那么就要恭喜您了，您目前的状态是健康的，请继续保持！

　　平和体质以平为期，以和为贵，就像人们手中的天平，健康的指针基本在正中的"0"，刻度左右摆动，是最为理想的一种体质类型。但是月有阴晴圆缺，四时有寒热温凉，没有常青树，也没有"永动机"。如果您自视身体棒，通宵工作或玩乐，白天打蔫或酣睡，或慵懒安逸，或饮食不节，长此以往，平将不平。因此，平和体质重在维护。以下，我们就如何将自我调整或者保持平和体质的健康状态做些介绍。

养生保健宜食补

　　平和体质的人养生保健宜饮食调理而不宜药补，因为平和之人阴阳平和，不需要药物纠正阴阳之偏正盛衰，用药物补益反而易破坏阴阳平衡。中医学历来有"药邪"之称，所谓"药邪"，是指由药物偏性或运用不当所产生的一种致病因素。药物偏性包括四气、五味、升降浮沉、有毒无毒等方面。各种药物都有一定的偏性，药物治病就是利用这一偏性，所谓"补偏救弊"。张景岳云："气味之正者，谷食之属是也，所以养人正气。气味之偏者，药饵之属是也，所以去人邪气。其为故也，正以人之为病，病在阴阳胜耳。"这里就将食补、药补做了很好的区分。人吃药是因为要治病，而且要根据机体偏胜情况，合理运用药物的偏胜来治疗，滥用药物或者不适当地多服、久服，都会有损于机体的健康。这里就要奉劝一些经济条件比较好的人们了，各类补品、保健品大量服用，价格越是昂贵感觉越是好，往往被商家牵着鼻子走，殊不知越补离健康越远，悔之晚矣！

　　接下来说说饮食调理，首先要"谨和五味"，不宜有偏嗜。因五味偏嗜，

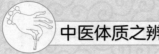

会破坏身体的平衡状态。饮食之五味，即酸、苦、甘、辛、咸。人体通过五味饮食来获取脏腑之气，维持人体正常的生理活动。五味调，则各脏腑功能协调，人乃安和。《灵枢·宣明五气篇》载："五味所入，酸入肝，辛入肺，苦入心，咸入肾，甘入脾，是为五入。"表明正常情况下饮食五味对脏腑的补养作用具有一定的针对性。饮食五味各有之用，酸者收涩、甘者和缓、苦者泄泻、辛者发散、咸者软坚，其对人体均有重要的调节作用。现代医学表明，辛者可以促进血液循环，甘者可补气养血，酸者可健脾开胃，苦者可明目泻火，咸者可治疗便秘，这与中医学所示饮食五味的作用相吻合，因此，要保持身体长健，需调和五味。

五谷杂粮是我们膳食的主体，果蔬类营养丰富，古人指出以谷类为主食，肉类为副食，果蔬为辅食的饮食观念即在强调要平衡饮食。现代研究指出，谷类是人体能量的主要来源，肉类可提供大量的蛋白质，果蔬类则可以提供丰富的维生素，因此，平衡饮食才可以满足人体的营养需求，预防疾病。饮食的合理搭配应注意荤素搭配、寒热搭配。很多人认为吃素可以预防疾病，其实不然，长期吃素会使体内多种营养物质缺乏，造成营养不良。

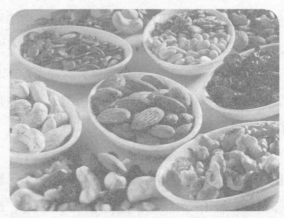

其次，在维持自身阴阳平衡的同时，还应该注意自然界的四时阴阳变化，顺应此变化，以保持自身与自然界的整体阴阳平衡。平和质之人春季阳气初生，宜食辛甘之品以发散，而不宜食酸收之味。宜食韭菜、茼蒿、香菜、豆豉、萝卜、枣、猪肉等。夏季心火当令，宜多食辛味助肺以制心，且饮食宜清淡而不宜食肥甘厚味。宜食菠菜、黄瓜、丝瓜、冬瓜、桃、李、绿豆、鸡肉、鸭肉等。秋季干燥易伤津液，宜食性润之品以生津液，而不宜食辛散之品。宜食银耳、杏、梨、白扁豆、蚕豆、鸭肉、猪肉等。冬季阳气衰微，故宜食温补之品以保护阳气，而不宜寒凉之品。宜食大白菜、板栗、枣、黑豆、刀豆、羊肉、狗肉等。平和质者还可酌量选食具有缓补阴阳作用的食物，以增强体质。这类食物常有粳米、薏苡仁、韭菜、甘薯、南瓜、银杏、核桃、龙眼、莲子、鸡、牛、羊等。

饮食误区你懂吗

过分素食并不好，这样的案例在临床上我们经常可以碰到，常常有不少叔叔阿姨们，拿着验血报告单来问："医生，你看看我怎么只吃素还会血脂高呀？我都不吃肉的，油也用的很少呀！"仔细再一看化验单，肌酐的指标也在正常值范围之下，已经吃素吃到这种地步，硬把自己搞得营养不良。

事实上，血液里的胆固醇、脂肪酸都是我们人体需要的物质，要参与很多重要的代谢活动，只是过犹不及，超出一定的范围会带来副作用，但是不是为了单纯地为了降低指标而选择不合理的饮食结构，事实证明，结果往往大相径庭。不但不能降低指标，反倒让自己的抵抗力也降低了不少。说到这里想起一个相关的话题，捎带一句，有些癌症患者也强调吃素，美其名曰"饿死癌细胞"，结果呢？癌细胞照样活得好好的，自己身体先扛不住了。所以，我们在养生保健的过程中，不可走火入魔，过分地强调某一项指标或习惯，总是不大好的，人体是一个和谐的共生状态，摄取的食物来源也要尽量广泛全面，五味调和，营养均衡才是正道。

断食疗法也是很热门的一种食疗养生法，社会上有很多形形色色的辅导班，价格不菲，入班后指导如何断食，号称可以治疗各种各样的疾病。断食，也就是古代医家、道教所提到的"辟谷术"，这种养生术的起源是很早的，也是多种因素的，其中很重要的一点就是东汉末年，战争饥馑，百姓缺衣少食，道教以此"辟谷术"作为号召民众信教的一种手段，此后也被医家、道教所传

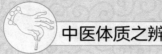

习。这样一种养生术在今天倒是有其发挥作用的环境，随着我国国力的强盛，民众生活得到极大的改善，大鱼大肉是家常便饭，不少人的饮食习惯也在悄悄改变，以大量食用蛋白为主，在这样的情况下，适当地有节奏地几天不吃饭（辟谷的方式很有多种，辟谷食气、辟谷饵药等），让自己的肠胃减轻负担，倒不失为一种缓解方法。可是，这样的方式并不是人人适合，更不应该过分地夸大它的作用。

心情舒畅，远离疾病

俗话说病由心生，心理、社会因素之所以能影响身体内脏器官的功能，一般认为是通过情绪活动而实现的。积极的情绪对人体活动常起到良好的促进作用，可以提高体力和脑力劳动的效率，使人保持健康。而消极的情绪如愤怒、怨恨、焦虑、忧郁、恐惧、痛苦等，如强度过大或持续过久，可导致神经活动功能失调，由于情绪的变化引起体内化学物质的改变，从而引起某些内脏生理功能和病理形态方面的变化。

中医历来重视情绪对疾病的影响，把它列为重要的致病因素，即内伤七情。喜为心志，在正常情况下喜能缓和紧张情绪，使气血调和、营卫通利、心气舒畅。但如果暴喜过度则血气涣散，不能上奉心神而神不守舍，可以出现失神狂乱等证候。怒为肝志，有发泄之意，在某些情况下，略有助于肝气的疏泄条达。但如果大怒不止则肝气上逆，血随气而上溢则面赤、气逆、吐血、呕血，甚至昏厥猝倒。悲为肺志，悲伤过度，则肺气抑郁，甚至耗气伤阴，致形瘁气乏。忧思为脾志，思虑过度使脾气郁结，于是胸腹脘痞塞，脾气受伤，运化无能则食欲缺乏、消化不良、腹胀便溏。恐为肾志，大惊猝恐则精气内损，肾气受伤，气陷于下。可见情志失常累及五脏，虽然各有所伤。但总的来讲，不外乎五脏之气的平衡协调关系受到影响，致整个人体的气化功能发生异常而造成种种不同的病理状态。不仅如此，在疾病发展过程中患者如有激烈的情志波动往往会使病情改变病势急剧变化。

有人研究了自主神经所控制的器官功能与不良情绪的关系，认为胃是最能表现情绪的器官之一，当情绪不畅时，会引起消化功能紊乱，胃部肌肉强烈收缩而致胃部疼痛。情绪与心血管、肌肉、呼吸、泌尿、新陈代谢和内分泌等功能也都存在着密切的关系。当情绪激动达到高潮时便是愤怒，那时，自主神经系统中交感神经极度兴奋，大量释放肾上腺素，而导致心跳突然加快，血压急速升高，如患有高血压，便容易导致脑血管破裂，引起脑溢血。如患有冠心病，由于冠状动脉强烈收缩，引起心肌梗死而危及生命。另外，情绪的不稳定可以引起荨麻疹，长期的情绪不稳定干扰大脑对皮肤的调节功能，引起皮肤阵发性剧痒，皮肤肥厚呈苔藓样变，而发生神经性皮炎。

女人，掌控情绪很重要

在我们的生活中，"好女人"总是受欢迎的。什么是"好女人"呢？首先是尽职尽责，克己利人，干什么都是让人交口称赞的。这种女性小时候是听话的乖孩子，懂事，从不惹麻烦；成家后是好太太、好母亲，相夫教子、敬上亲友；在单位是好职工、好干部。所谓"上得厅堂，下得厨房"，这是一种完美主义、理想主义者的表现。她们经常为了达到这一目标而超限地付出，即使心身已经极度疲惫，也很难对自己所做的事情感到满意。并且时常责怪自己，总是把事情变"糟"的原因归咎于自身的欠缺。

这样一来，这些过于追求完美的女人一旦静下来，就会变得闷闷不乐，开始自责，有时会陷入强迫症和抑郁症的泥沼，甚至反复出现自杀的念头。如果继续这么下去，当然会影响到心理健康了，严重的还会导致乳腺癌等恶性疾病的发生，因为她们对伤害自己的紧张状况出现了病态的心理依赖和执着，在成全心理充实感的同时，身体就要付出代价。

近年来，美国的研究人员调查了 800 例乳腺癌患者，在《环境卫生》杂志刊登了这一研究报告，并警告说，女性患者洁癖会增加罹患乳腺癌的危险。临床中，我们注意到特别爱干净的女性较易患癌症，特别是乳腺癌、卵巢癌等，而且，生了癌后，她们治愈与康复起来相对要困难些。她们之所以患了乳腺癌，更主要的因素是长期追求完美——洁癖，导致"神经—内分泌轴"的功能

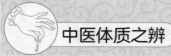

一直"超负荷",引起了内分泌的长期失调,以至于靶器官乳腺被过度刺激而发生癌变。

生活有节,作息规律

生活应有规律,不要过度劳累。饭后宜缓行百步,不宜食后即睡。作息应有规律,应劳逸结合,保持充足的睡眠时间。形体运动方面,根据年龄和性别,参加适度的运动,如年轻人可适当跑步、打球,老年人可适当散步、打太极拳等。这样才可以保持健康的平和体质。

这个时代的生活压力和欲望是成正比的,放下压力的很大一部分来源于控制自我的欲望。生活在大都市的年轻人在身体健康时很难想到这一点,只有生病了,有时间了,开始反思生活的时候,才悔不当初。其实,大可不必,生活是一场修炼,炼身炼心,享受生活、努力工作与养生保健并不矛盾,当中关键核心点是把握好度。万事过犹不及,古人给了我们很多这方面的精神食粮。中和思想可谓其中的代表。中和是什么,就是不偏不倚,恰到好处。生活当中我们做任何事情的时候,请大家心里都能想到"中和"二字,离养生也就不远了。

最后,送给大家一段养生语录,东晋张湛提出著名的"养生十要":一曰啬神,二曰爱气,三曰养形,四曰导引,五曰言语,六曰饮食,七曰房室,八曰反俗,九曰医药,十曰禁忌。后世养生大家陶弘景、孙思邈等皆载录于各自著作中,备受推崇。

调体养生方法

1. **总原则** 平和体质,重在维护。

2. **生活起居** 生活应有规律,不要过度劳累。饭后宜缓行百步,不宜食后即睡。作息应有规律,应劳逸结合,保持充足的睡眠时间。

3. **形体运动** 根据年龄和性别,参加适度的运动,如年轻人可适当跑步、打球,老年人可适当散步、打太极拳等。

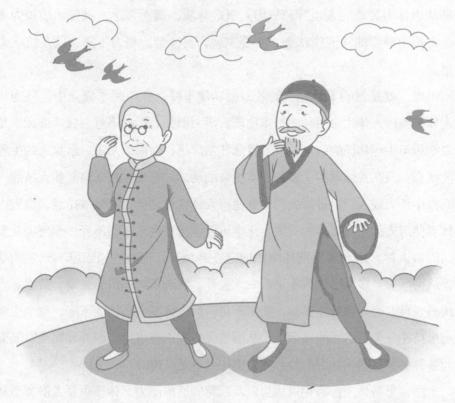

4. 饮食调养　饮食要有节制，不要饥一顿饱一顿，还要避免摄入过冷过热或者不干净的食物，粗细粮食要搭配合理，多吃五谷杂粮、蔬菜瓜果，少食过于油腻及辛辣之物，注意戒烟限酒。

5. 精神调摄　中医学认为，心态平和是人向平和体质靠拢的制胜法宝。《黄帝内经》中有这样一句话："外不劳形于事，内无思想之患，以恬愉为务，以自得为功，形体不敝，精神不散，亦可以百数。"

气虚体质——低能量的生命状态

据统计，气虚体质大约占我国人群的 12.71%，属于病理体质中较多的类型。就全国来看，气虚体质的人多分布在西部、东部地区，可能与西部高海拔、低气压，以及东北冬季长、春秋气温比较低有关。没有工作的人、学生和

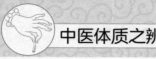

长期从事体力劳动的人也容易气虚。气虚体质，简而言之，就是体质较为虚弱，类似于典型的亚健康状态，主要表现为易疲劳，精力下降，以及抗病力不足。

气虚，就是气的不足，气的各方面功能下降。在中医学概念中，气为构成人体和维持人体生命活动的基本物质，活力很强、运动不息、极其细微，是生命物质与生理功能的统一。气的概念非常广泛，而简单来讲，就是人的生理功能状态。气在人体承担了多种基本生命活动，如推动生长发育而使人按照一定的程序长大成人，促进物质代谢而使得人体饮食转化为能量或排泄，温煦固护体表使得人体在自然界的气候变化中可以维持自我水平而不受外邪侵害而发病，固摄人体血液和其他液体精微使之在其位等。而有些原因影响到气的功能，从而气虚。多因于先天不足、后天失养、缺乏锻炼、情志失调、劳累、大病瘥后、衰老等导致机体受损，能量不足，而人体多方面功能下降，整个生命状态维持在一个低水平的平衡上。从而勉强自我内在维持，遇外邪则难以抵御发为各种感冒，遇生活中的劳心劳力事件则不足以应对。

当然，每种体质都有相对优势以及独特的适应能力。体质也是人群类型从身心的一个划分。从个性上来讲，气虚体质的人往往较为随和，遇事不逞强，懂得退让，做事不莽撞，谨小慎微，很少去做没有把握的事情，也就很少犯险和出错。这些性格使得气虚体质的人很少与人为敌，与多数人相处和睦，尤其容易受到性格强大的人特殊的关照与保护。由于有明确的自我认知，以及一些潜在的不安全感，气虚体质的人往往温文尔雅，和顺而贤良，待人宽厚，礼让谦和。

你是不是气虚体质

气虚体质的特征：肌肉松软，声音低，易出汗，易累，易感冒。气虚体质最典型的症状就是乏力，精神不佳。此外，其形体消瘦或偏胖，瘦为消化吸收不良而营养摄入不足导致，而偏胖是由于脾虚痰湿代谢减缓而体内水液和脂肪未被代谢掉而堆积导致。面色苍白，气短懒言，或有自汗出，动则尤甚，舌淡红，舌边有齿痕，苔白，脉象偏弱。如果常常感到疲劳，精力不如以往充沛，提不起精神，手上没劲，说话声音低了别人反映听不清，走路不知不觉变慢，一做事情就累，睡觉也不解乏，则说明最近开始有气虚的迹象了。

气虚虽为整体状态，但也分脏腑之偏重不同。常见的有心气虚、肺气虚、脾气虚、肾气虚。

1. 心气虚

(1) 主要表现：心气虚是以心功能减退为主的气虚，其主要表现是自汗和失眠，心在液为汗，有些人稍微活动则出汗，一着急则出汗，这种汗出方式为心气不足的表现，并也可以伴有肺气的不足。程度较深者还可以偶有胸闷、心慌、有心跳的感觉，一跑起来或者紧张则感到胸中悸动不安、气喘明显，这些都是心气虚的表现。心气虚的人看起来面色苍白无血色，脉细弱或小。若心气虚失眠的人，往往左手寸位上明显脉弱，或浮且重按则无。

(2) 心气虚辨识要点

①胸闷：胸中憋闷不舒，总感觉胸口堵得慌，有时需要深呼吸一口气才能缓解。

②心悸：正常状况下，人很少感觉到自己心脏在跳动。而没有剧烈运动或者紧张的时候却感觉自己的心脏在跳动，则是心悸的症状。有时莫名感觉到心跳加速，也是心悸的表现。

③自汗：心气虚的人在白天的时候比别人容易出汗，天气稍热则汗出。遇到操心的事情，除了心里感觉紧张之外，会有明显出汗的外在表现。有时候是额头上汗滴下来，有时则是手心汗出。

④失眠：心气不足容易失眠，尤其以入睡困难为主。失眠有很多类型，总体机制是阳不入于阴。心气不足的失眠与心神有关，表现为心神不宁。这种类型失眠最容易心里有事则睡不着，一有点惦记的事情就彻夜难眠。若第二天有重要的事情要做，则睡不着觉或者反复醒来好多次。

⑤乏力：乏力是气虚体质共有的症状，由于代谢水平以及功能下降，整个人体都处在能量不足的状态下。所以感觉周身乏困，运动时间稍长、干点体

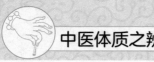
力活或专心做一些事情，就觉得全身没劲。正常人也会劳累，而休息下就缓解了，可以继续做事。而气虚的人累了以后，要很久才能恢复体力。健康的人很难一整天都躺在床上，躺着就很难受，必须起来活动。而气虚的人若是累了，有时要一整天都在床上休息，才会感觉舒服。

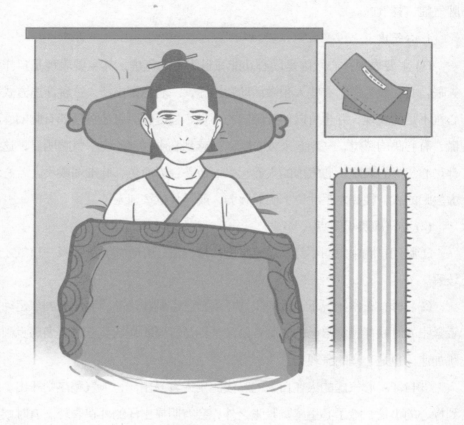

2.肺气虚

(1) 主要表现：肺气虚是以肺功能下降为主，主要表现为易感冒、咳嗽。肺气虚的人往往面色偏白，而少光泽，比别人更容易感冒。当气候突变的时候，其他人可能受凉了，及时添衣服休息则可以自愈。而肺气虚的人则先人一步感冒，表现为鼻塞、流涕、甚至发热，并且自愈概率小，需要依靠药物，稍有不慎则久久不愈。肺气虚的人往往宗气不足，宗气主司言语声音，故表现出说话声音低弱，这种表现与脾气虚的中气不足相类似。

(2) 肺气虚辨识要点

①易感冒：肺主皮毛，和卫外、防御的关系尤为密切。肺气虚容易感冒，免疫力低下。每当天气突变，一般人只是觉得冷，而肺气虚的人却总是感冒。出门受凉则很快鼻塞，流清涕，一不留神就真的感冒了。很多人感冒可以不吃药就自己好了。而气虚的人总是久久不愈，很少能扛过去，必须吃药才可以缓解。

②咳嗽：肺脏的最典型表现就是咳嗽。肺气虚的人季节变换则很容易咳嗽，往往咳嗽并不剧烈，却容易发作，久久不愈。严重者不仅咳嗽，还会发为气喘，稍动则喘，久久难以平复。

③乏力：肺气虚的人乏力不仅表现在平时，尤其在感冒的过程中，一般人往往表现为怕冷、发热、流鼻涕、全身不适。而肺气虚的人却表现出更多的乏困无力，头痛、四肢酸痛，整个人一感冒精神状态特别差，整个人都没有力气，严重影响工作和生活的效率。

3. 脾气虚

(1) 主要表现：脾气虚为最常见的气虚类型，表现为整个消化功能的下降。如食欲减退，饭量减少，食后不舒，或有胃胀、腹胀，或者大便稀。更有甚者，伴有子宫脱垂、胃下垂、肠下垂、肾下垂。这是因为脾气除了和消化功能有关，还具有升举功能。这些症状都是由于脏器在腹壁悬挂的韧带松弛导致。我们很容易观察到，凡是有脏器下垂症状的人，往往身形特别的消瘦，除了脂肪少，连肌肉量也很少，尤其腹部肌肉非常单薄，并且长期的胃口不好、饭量很小，平日就拿不动重物。这种情况就是脾气虚中的气陷类型，需要补脾之气来托举回纳那些下垂的脏器。脾气虚的人看起来面色黄，或消瘦或肥胖，由于消化吸收差而消瘦，由于代谢能力下降、水湿痰饮内停而肥胖。由于中气不足，说话声音弱，穿透力差，声音气多而声小，远处人听不清。舌容易胖大，有齿痕。脾虚容易兼湿，则舌苔也可能白腻。

(2) 脾气虚辨识要点

①食欲不佳：脾气虚最典型的表现是食欲不佳，胃口差，不想吃东西。平

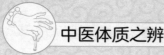

日不感觉饥饿，看见美食不觉得特别香的感觉，很少有东西感觉特别好吃，吃上几口就觉得差不多已经饱了。这说明脾胃功能差，不能耐受那么多的水谷，则不欢迎太多美食进入体内，从而食欲下降。这种情况不适宜强行进食，会更伤脾胃。

②胃胀：胃主通降，传化水谷。当脾胃虚弱时，胃的和降功能减退，胃动力不足，从而不能及时将饮食物消化传送，则胃中滞留、胀气。胃胀和胃痛都是胃部症状，而胃胀是初期以及轻度的症状。所以胃胀较先反映胃部的病变，若经常饭后胃胀，就值得注意了。

③腹泻：腹泻有很多原因，如吃了不干净、生冷的东西，内有湿热或肾火不足。脾胃虚弱的腹泻只是其中一种。"清气在下，则生飧泄"，由于脾气虚而不升清，清气居于下而产生泄泻。脾虚的泄泻一般是长期慢性的，好几年甚至几十年。这种腹泻并不急迫，不伴有明显腹痛，时急时缓。或者有些人谈不上腹泻，只是大便每天都是稀软的，难以成形，遇到饮食稍有不慎则发为腹泻，缠绵难愈。这种腹泻导致很多营养物质没有吸收，长期腹泻的人往往消瘦。故气虚瘦弱的人，若伴有腹泻，健脾止泻当是调养的关键。

④便秘：很多便秘是由于阴虚内火，尤其是以大便干燥为主的情况。而有些人的便秘是另一种情况，这种情况多见于老年人，大便并不干燥，但是无力排出。每次大便很费力，而便出来的却不是干硬的甚至有点偏软。不是每个便秘都可以用市面上常见的泻药来解决。由于气虚、动力不足导致的大便困难，不需要润肠不需要泻下，只需要用一些补气药即可，既不伤身体又达到了治病求本的效果。

⑤头晕：脾气虚而清阳不升，头居高位而失养。蹲的时间长了，突然站起来，正常人都会有一些头晕的感觉。而脾气虚的人更为明显，稍改变体位就会感觉头晕，或者头晕得很明显必须扶着墙才能站稳，更有严重者会跌倒。这种情况除了气虚，还伴有血虚，是头部短暂供血不足的表现。还有一些人，稍微累了就头晕，饿了就头晕，类似现代医学的低血压低血糖的表现。另一种典型的疾病为梅尼埃病，发作起来头晕目眩天旋地转，也是由于脾虚痰湿

导致。

⑥乏力：脾气虚的乏力主要为四肢乏力，提东西时手上没力气。或饭后乏力倦怠，饭饱后出现明显瞌睡。

4. 肾气虚

(1) 主要表现：肾气虚的人主要特点为腰酸，腰痛，伴有妇科、男科疾病，以及生长发育的迟缓或衰老迹象。肾为一身之根本，肾气虚的人五脏六腑功能皆有衰退，以及记忆力、思维能力减退。肾开窍于耳，肾虚的人在年老时更容易听力下降出现耳鸣耳聋等症状。肾与生殖功能密切相关，男性可能会有阳痿、早泄、遗精、滑精等，女性妇科病、经带胎产等问题。从外形上来看，肾虚的人可能面色发黑，头发细软或者发色略黄，牙齿松动，骨骼细弱，耳朵

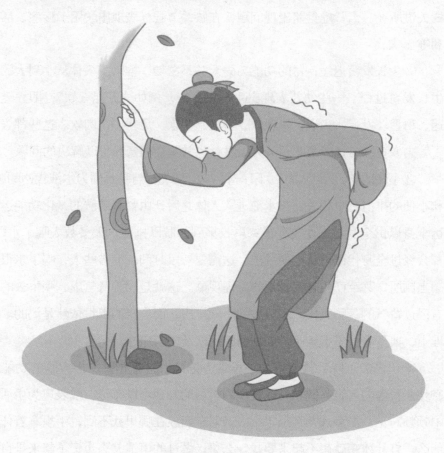

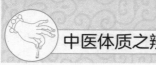

小，走路没劲。在脉象上，典型表现为尺脉弱或尺部无脉。肾为先天之本，肾的功能强弱很大部分来自于先天，和遗传的关系非常大。故肾的功能从小到老都有明显表现。并且肾的功能和寿命息息相关，所以肾的保健向来被人们重视，补肾的观念也因此深入人心。

(2) 肾气虚辨识要点

①腰膝酸软：肾虚的最典型症状就是腰酸、腰痛。腰为肾之府，肾虚很容易表现在腰上。长期时有时无的腰痛，痛不剧烈，隐隐作痛，腰酸困，手提重物、弯腰劳作等情况下会明显发作。女性在经期往往有多种不适，如腹痛、恶心、乏力等，而肾虚的女性在经期表现为腰部症状明显，腰部酸困疼痛。膝盖和腰部一样同为身体承重的大关节，膝关节是最为复杂的关节，也是筋骨问题的关键所在。当肾虚骨骼出现问题，在膝关节同样表现出酸困、疼痛、活动不利等症状。

②生长发育迟缓：肾的功能与先天关系密切，推动了人体从小到大的整个生长发育过程。一些幼儿表现出生长发育慢，例如"五迟五软"，即立迟、行迟、语迟、发迟、齿迟，头项软、口软、手软、足软、肌肉软。这些都表现出了智力发育和身体发育比同龄人缓慢，也并非加强营养可以解决的问题。

③小便清长：《黄帝内经》曰："肾者主水。"肾与膀胱同为水液代谢的脏器，和小便的排泄息息相关。在水液进入人体之后，由肾和膀胱的气化功能运转到达全身以供全身组织使用，最终再收集到膀胱以排泄。大多数人喝了水以后，都会经过全身代谢再从小便排出，这需要一段时间。而有些人，喝了水很快就想上厕所，甚至产生越喝越渴的奇怪现象。这就是因为肾气虚，喝下去的水没有经过肾气的蒸腾气化，水直接从小便排出，而全身的组织依然是渴的。在病理上，典型者可见于某些肾虚型糖尿病以及尿崩症等。

④记忆力下降：肾与智力、思维、记忆力息息相关，与大脑的功能关系密切。肾虚的人容易健忘，或表现为学习的知识难以牢记，或表现为生活琐事中频频忘记。很多人尤其是年纪大了，东西放在哪里找不到，手里拿着什么找什么，打开冰箱就想不起来要找什么菜，做过的事情怎么也记不起来是自己做

的。这些都是记忆力下降的表现。在青少年中，健忘也许并不多见，而表现在思维能力、运算能力、逻辑能力的不足。

⑤听力下降：除了外伤等外因导致的耳聋，随着年龄的增长，人的听力都会有所下降。年龄越大的人，听力范围中高音的频率会逐渐下降。我们会发现，老年女性往往容易老花眼，而老年男性更多表现为耳聋。这也就是男子以肾为先天，衰老也以肾虚为主要表现。而女子以肝为先天，衰老以肝血虚的老花眼为主要特征。

⑥乏力：肾虚的乏力主要表现为精神不振，注意力不集中，稍微做脑力劳动则感觉整个人疲乏无力。这种乏力仅仅坐着或者卧床休息难以好转，而需要睡一觉才能恢复精神。也有些人表现为走路久了乏力明显，腰酸脚软，不耐徒步远行。这也是肾气虚的表现。

气虚体质怎么办

气有先天和后天之分，人的体质也是在先天遗传禀赋的基础上加上后天调养而共同形成。有些人禀赋充足，自幼生长发育快，精力旺盛，百病不侵，则为先天之气充足，而若后天调养不好，如营养不良、起居不慎、睡眠不足、劳累过度或大病所伤，也可能身体功能下降而逐渐演化为气虚体质。有些人自幼生长发育慢，力气小，饭量小，稍有不慎则生病，为先天之气不足，后天若调理得当，增强营养和适当锻炼，长期服用一些补气的药物以及食疗，劳逸结合作息规律，也可以纠正体质逐渐成为较为健壮的体质类型。我们非常熟悉的养生典范孙思邈，就是自幼体弱多病，而通过后天多方面调养纠正而最终成为长寿的代表之人，可见后天调养对于体质的影响是巨大的，我们的体质具有可调性。当然，体质是一种内在的稳定的功能状态，调理体质是一个长期的过程，是一个多系统多器官的整体改变。在生长发育期间比较容易调理，而年龄越大，体质愈发的稳定，则改变的难度越来越大。

导致气虚体质的原因有很多，先天因素是一大原因，遗传禀赋和胎养形成了先天的体质状况，尤其是肾气虚的先天因素尤为重要。而后天对先天的影响

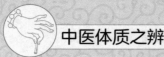

同样不可忽视。后天来看所有耗气散气以及影响对应器官功能的饮食、生活方式、情绪变化都可以成为气虚的原因。

气虚的基本原则是补气。而补气并不意味着缺什么补什么这样的简单思维。举个简单的例子,减肥的时候少吃饭多运动,而一旦恢复正常食量,很快反弹并且比以前还重。这是为什么呢?这就明显地说明,我们的身体不是一个吃什么长什么的机器,而是具有很强的自主调节功能。在饥饿的状态下,身体将调定点改变,默认身体处在缺乏食物的环境,从而增强吸收能力。一旦食物充足,则加倍能量储蓄,就比以往还要胖。所以不恰当的减肥方式正好是增肥方式,也就是我们这里所描述的,增强脾胃吸收功能,改变吃什么都不胖的瘦弱体质的方式。所以,气虚的补气不是单一的吃补气的食物药品,而一定程度的锻炼和负荷也是必不可少的。在中医学上,也符合补泻同施、阴阳同调的治疗原则。若不如此,可能出现虚不受补、越补越虚的情况。

1. **饮食** 水谷精微是气中最重要的一个环节。相比其他体质而言,良好的饮食习惯对于气虚体质具有举足轻重的作用。多食用具有益气健脾作用的食物,如黄豆、白扁豆、鸡肉、粳米、糯米、小米、大麦、山药、土豆、大枣、香菇、鹅肉、兔肉、鹌鹑、牛肉、青鱼、鲢鱼,少吃耗气食物如生萝卜、空心菜等。

不良的饮食习惯首先伤的就是脾胃,良好的饮食习惯有益于脾胃功能的完善。而现在的情况是,很多脾胃气虚的人,都是因为饮食过饱或过于精细导致。尤其在生长发育期间的儿童,我们会发现一个现象,往往喂养过于精细的小孩越瘦,长大后消化吸收功能越差。人体是一个活的生命,有很强的自主性,除了需要精心呵护,还需要适当的锻炼。生长发育期间建立机体的抵抗力和适应力,是长大以后不可替代的。很多人只专注于防止营养不良,孩子不饿的时候就开始用各种方法喂饭,吃饱了还想尽办法再喂一口,使得孩子从来没有体验过饥饿感,身体也就没有启动食欲的机会,久而久之食欲下降。过饱容易积食,伤了脾胃后容易厌食,之后看到食物就有了厌恶甚至恶心的感觉,营养不良才真正开始发生。同样道理，精细的食物使得机体适应了高营养浓度的摄取，则不需要更强的消化吸收能力。而在低营养状态下，营养价值低的食物会调动机体充分摄取其中的少量营养物质，从而吸收功能得到锻炼而加强。这些锻炼和补养应当是相辅相成、不可或缺的，二者共同造就一个功能强大而健壮的脾胃消化系统。

(1) 香菇：香菇属于菌类，其味鲜美。是四大山珍之一，有"素中之肉"的称号。现代研究证明，菌类食物具有良好的提高免疫力的功能，所以常食香菇等菌类，有益于免疫力的提高。适合体弱之人长期食用。《本草纲目》认为，蘑菇可以益肠胃，化痰理气。对气血亏虚，不耐劳累有调理作用。

(2) 土豆：土豆是一种粮菜兼用型的蔬菜，原产于南美洲高山地区，18 世纪传入我国。土豆的淀粉含量较多，营养丰富，易为人体消化吸收，因此在欧美等国被认为是"第二面包"。土豆味甘，性平、微凉，入脾、胃、大肠经。和中养胃、健脾利湿，含有的少量龙葵素，对胃痛有一定的治疗作用。土豆含有大量膳食纤维，有通便的作用。其中的黏液蛋白，对预防动脉粥样硬化的发生有益。土豆所含的钾能取代体内的钠，同时能将钠排出体外，对高血压和肾炎水肿患者有利。

(3) 山药：山药补益脾肺，性味非常平和。适合脾虚消化不良伴有长期大便稀的人群服用。《本草纲目》指出，山药治诸虚百损、疗五劳七伤、去头面游风、止腰痛、除烦热、补心气不足、开达心窍、多记事、益肾气、健脾胃、止泻痢、润毛皮。又名薯蓣，《金匮要略》中有薯蓣丸治疗虚劳风气百疾。很多人脾虚伴有肾虚，山药正好脾肾同补，补气而固本。

2. 草药 气虚则补气。补气的草药有很多，可以长期炖汤或者打粉服用，日久会感觉精力逐渐旺盛，免疫力增强，精神一天天地好起来。而有一点需要特别注意，补气非常需要把握火候，"气有余便是火""壮火食气，少火生气"，补气的药物往往容易上火，温补太过则容易生内火反而耗气有碍健康。古代贵族很多因于过度服用人参等名贵药材，更有个别皇帝服食大热的丹药而伤阴伤精而过早夭折。所以，补气不可贪图药材之名贵、贪图速效峻猛而

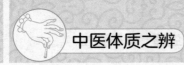

忽略长久之计。而应当根据个体气虚的程度不同和具体情况而选择不同的补气药。下面是几种常见的补气药及具体的服用方法。

(1) 黄芪：补气作用强而单一，不适合长期大量服用。但对气虚便秘见效快，效果显著。若同时血虚的人可以黄芪、当归一起服用，以当归补血润肠加上黄芪补气通便，两者相互配合相得益彰，立竿见影，服用的人会感受颇深。

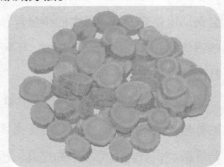

(2) 人参：补气作用强，非常名贵，用于急救效果明显，缺点是容易上火。

(3) 西洋参：弥补了人参补气却容易上火的不足。其补气作用强，并且少有上火。

(4) 白术：白术药性平和，适合长期食用。有些从小脾虚瘦弱的人，长期食用白术可循序渐进改变体质，长大后成为健壮的人。它的长远效果是不可替代的。

(5) 党参：药性平和，其特点在于稳。其补气作用稳固而持久，安全可靠，聚沙成塔，适合不太懂医学和药材的人保健常用。尤其善于补脾胃，适合长期食用。

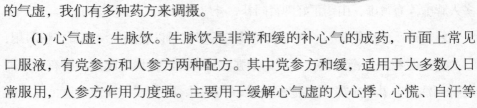

3. **药方及中成药**　根据不同类型的气虚，我们有多种药方来调摄。

(1) 心气虚：生脉饮。生脉饮是非常和缓的补心气的成药，市面上常见口服液，有党参方和人参方两种配方。其中党参方和缓，适用于大多数人日常服用，人参方作用力度强。主要用于缓解心气虚的人心悸、心慌、自汗等症状。

(2) 肺气虚：玉屏风散。玉屏风散是预防感冒的代表方。其功效如其名，屏风，用于防止风邪入侵人体起到屏障防御的作用。适用于上文所说肺气虚，容易感冒的人。感冒时的用药是治疗感冒的，下次感冒再次服药治疗，而在两次之间，我们是不是也可以做些什么？对于频繁感冒、自汗乏力的人，玉屏风散是一个调理体质，增强免疫力、抵抗力，使人不再轻易感冒的日常调理方。

(3) 脾气虚：补中益气汤。补中益气汤是补脾益气，并升阳举陷的处方。主要补脾胃，并且针对中气下陷的子宫脱垂、胃下垂、眩晕等。同时具有补气、升举脏器的功能。其中的黄芪是主要作用药物。

(4) 肾气虚：桂附地黄丸。桂附地黄丸又名八味肾气丸，出自于两千年前医圣张仲景所著《金匮要略》。最初用于"消渴，小便反多，以饮一斗，小便一斗""虚劳腰痛，少腹拘急，小便不利"的情形。其主要作用补肾气，用于之前描述的肾气虚情况。尤其针对腰痛，小便频的症状。女性经期腰痛，以及宫寒等皆可以此调理。若伴有记忆力减退及用脑过度，可以加上孔圣枕中丹，补肾化痰通心气，有助于学习和考试。

4. **穴位** 百会、足三里等穴位艾灸，可治疗中气不足的子宫脱垂、梅尼埃病等。

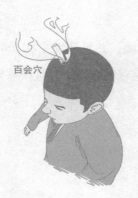
百会穴

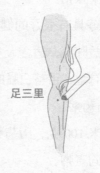
足三里

上文所述脾气虚的类型，有一个症状为头晕，提到了梅尼埃病。这个病可以用艾灸百会来治疗。具体方法：在发作时用艾条点燃距离3～5厘米灸百会穴，开始人不觉得烫，而逐渐眩晕好转，天旋地转感停止，人可以睁开眼睛，开始觉得烫了则停止。这种方法发作时一般1小时内缓解症状，平日常灸可以减少发作次数达到治疗的效果。

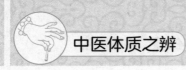

治疗子宫脱垂、胃下垂等，同样的方法，每日艾灸30分钟即可。配合补中益气汤或黄芪同用，效果更明显。当然，对年轻人效果较好，年老的人则见效慢或效果不显。

足三里穴是有名的保健大穴，稍微关注养生的人都听说过它的名字。足三里穴位于足阳明胃经上，而足阳明胃经本身就是人体多气多血的经脉，作为其代表穴位，足三里穴具有强大的补益脾胃之气的功能。用于各种虚弱、免疫力低下、消化不良等，对于脾气虚的类型尤为明显。上文提到的气虚类型中，由于长期消化不良、腹泻导致的虚弱类型，用足三里来健脾止泻尤为适宜。治疗腹泻以及日常保健都用艾灸比较合适，艾条置于穴位上5厘米处感觉温热即可，每日大约半根艾条。还有，脾气虚的胃胀，若是饭后胃胀明显，可立即用指掐足三里，重按，可立即感觉胃中松弛。脾虚的便秘，除了日常艾灸足三里，还可以配合按揉天枢穴，效果更加明显。

5. 药膳

(1) 茯苓粥

材料：粳米100克，茯苓粉50克。

做法：共同煮粥。

功效：茯苓具有很好的健脾祛湿功能，并且药性平和，口感好。与粳米共同服用，补益脾气，适合大多数人日常保健服用。并且茯苓具有一定减肥效果。适合脾虚有湿，舌苔白腻的人。

(2) 小米山药粥

材料：小米100克，山药50克。

做法：共同煮粥。

功效：山药具有健脾止泻功能，小米养胃。二者共同食用，口味极佳，尤其适合脾气虚，并且常有胃部不适或大便溏泄的人。

(3) 香菇鸡肉粥

材料：鲜香菇100克，鸡肉50克，粳米100克，盐少许。

做法：共同煮粥。

功效：香菇等菌类，都具有增强免疫力的功能。鸡肉营养价值高，蛋白丰富而热量低。适合消化能力好，而肺气虚，抵抗力差，容易感冒的人日常食用。加入粳米，补益中气，也符合培土生金，从脾胃调理肺的治疗原则。

(4) 党参粥

材料：党参 10 克，茯苓 10 克，麦冬 6 克，粳米 50 克。

做法：清水煎煮党参、茯苓、麦冬、取汁去渣，再用药汁煮米成粥。

功效：补中益气、滋养胃阴。凡因脾胃气阴不足而引起的饮食不下、呕恶或消化不良，可辅食此粥。

(5) 归芪鲤鱼汤

材料：取黄芪 100 克，当归 50 克，鲤鱼 1 条（重 700 克左右）。

做法：将黄芪、当归用纱布包好，加水适量，并放花椒、大茴、小茴、葱段、姜片、大蒜、精盐等调味品。炖至鱼熟，吃鱼喝汤，2 次吃完。

功效：本药膳适用于营养不良、贫血和肾炎浮肿，以及产后、病后体弱者。浮肿者盐量宜少。

(6) 莲子苡仁排骨

材料：莲米 30 克，薏苡仁 50 克，排骨 2500 克，冰糖 500 克，姜、蒜、花椒、盐、黄酒、麻油各适量。

做法：莲米浸后去皮、心，与薏苡仁同炒香捣碎，水煎取汁；排骨洗净，放药液中，加拍破的生姜、蒜、花椒，煮至七成熟时，去泡沫，捞出凉凉。将汤倒另一锅内，加冰糖、盐，文火上煮浓汁，倾入排骨，烹黄酒，翻炒后淋上麻油。

功效：本药膳补气健脾。适用于脾虚气弱诸症。莲子、薏苡仁均有健脾利湿功能，可以改善脾虚湿盛的体质。尤其以大便不成形为主要症状者。

6. 茶饮　红茶（祁门红茶、金骏眉、正山小种）、乌龙茶（凤凰单枞）、太白茶、玄米茶、大麦茶较适合气虚的人群饮用。

7. 运动　气虚的人伴有消化功能减弱者，尤其应当加强锻炼。脾胃主四肢，运动会加快代谢，调动全身功能，从而让胃口大开，饭量增大，吸收功

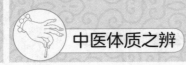

能加强。人体有很强的自主性，会主动适应环境，有需求则调动相对应的器官。所以在纠正气虚体质时，运动也是非常重要的环节。气虚的人应当适度加强锻炼。但运动不可过猛过强，不可突然长跑、快速跑、登山及长时间游泳，避免大汗淋漓。应当由轻到重，从缓到急，从低强度到中等强度逐渐适应。在健身时，从有氧运动到无氧运动，逐渐增加强度到负重，而增加肌肉量。随着增肌，体型开始改变，身体的代谢水平逐渐旺盛，耐受力和抵抗力逐渐增强。体型改变的同时，体质也逐渐摆脱气虚，开始变得强盛。

8. **起居**　睡眠对于任何虚弱体质的人都尤为重要，尤其对于肾气虚的人非常关键。熬夜、睡眠不规律非常伤身体，而最明显的是伤肾，导致肾虚。熬夜对身体，尤其是大脑、精神心理的影响尤为突出。夜间属阴，白天属阳，夜间休息不足会导致阴精虚少而阳无以生，整体阴阳失调。从现代医学来看，熬夜导致的内分泌紊乱，会严重影响人的身体状态，容易导致疾病。

另外，肾气的盛衰与生长发育、衰老、寿命有关。儿童生长激素在睡眠时分泌，所以睡眠不足会导致生长素分泌减少而长不高。人睡眠时还有一种激素——褪黑素分泌。褪黑素与生物节律、大脑的细胞保护、精神意识关系密切，并且现代研究显示服用褪黑素果蝇的寿命大大增加。虽然并没有证据表明人类服用褪黑素会增长寿命，但是也能说明褪黑素和衰老以及寿命有一定的关系。若睡眠不足，褪黑素分泌减少，则会影响人的衰老和寿命。

除了早睡，对于气虚的人早起同样重要。气虚的人起床会比较疲倦，有些夹有痰湿者会是典型的起床困难户。早晨是阳气升发速度最快的时候，赖床会令人错过这个时机，而阳气得不到很好的升发，久而久之，则升发不足而气虚。早起适当活动，呼吸新鲜空气，对气机的提升很有帮助。而肺气虚的人尤其要注意避风寒，防止腠理疏松而外感。

9. **季节**　热则耗气，气虚的人在夏季炎热之时应当尤其注意。心气虚的人夏季当避暑，严重者可能出现天热则气喘、汗出，呼吸急促或呼吸不利。气虚的人当尤其避免在烈日当头之下活动，容易发生中暑、晕厥。一年之计在于春，春季是万物生发的季节，也是人体一身之气升提的最好时机。在春季补气，借助外界天地俱生、万物以荣的自然趋势，来补益、升提人体之气。

　　10.**音乐疗法**　从音律来讲，气虚的人适合多收听宫音、商音、徵音。因为宫音入脾、商音入肺、徵音入心。肺主气、脾胃为后天之本，气血需要心脉的推动。如古琴曲中《流水》《阳春》《长清》《鹤鸣九皋》《文王操》等。

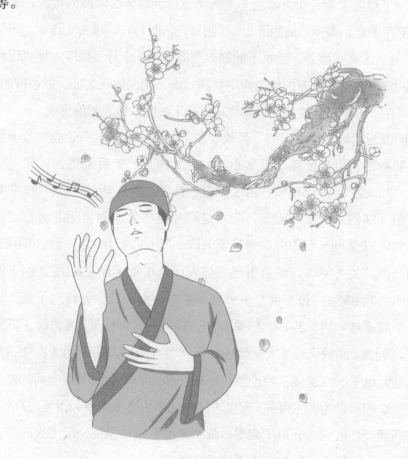

阴虚体质 —— 燥热与干涸

　　在阳虚的部分我们已经讲到了阴阳学说的内容，有阳虚则有阴虚，二者都是人体大的阴阳失调。而阴虚和阳虚相比，不如阳虚知名度高，人们对阴虚的意识也比较浅，但阴虚同阳虚一样具有不可忽视的地位，对健康有着同样重要

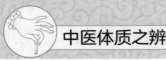

的意义却往往被人忽略。而这里的阴，不像阳那样的无形不可捉摸，指的是人体实际存在的那部分精微物质，其生成和损耗都需要一个阶段，损耗也是实际的存在，故补起来也需要更长的时间。

阳为火，阴为水。阳虚则寒，阴虚则热。真阴不足则说明人体的有形物质受到了损耗。金元四大家之一朱丹溪被后世尊为滋阴派的代表，认为阳常有余阴常不足，强调"滋阴降火"。"阴易乏，阳易亢，攻击宜详审，正气须保护""其人素有火盛者，是水不能制火"的病理。朱丹溪较深入地认识到阴虚火旺的病理，主要针对内伤杂病中肾阴亏虚、相火偏旺之证，强调抑制相火、保护真阴。很多温补的药物，其弊端就在于伤阴，导致阴虚形成。

阴虚为阴液不足引起的一系列表现，以口燥咽干、手足心热等虚热表现为主要特征。可见低热、手足心热、五心烦热、午后潮热、盗汗、口燥咽干、心烦失眠、头晕耳鸣、舌红少苔、脉细数等。阴阳本为一对平衡的力量，相互制约，阴虚则阳亢，阳太过则多见热象，称为阴虚火旺。阴虚质多见热象。《素问·阴阳应象大论篇》曰："阴在内，阳之守也。"阴液亏虚，不能制阳，失去涵养，便会出现虚热表现及水亏干燥之象。《素问·调经论篇》曰："阴虚生内热奈何？……有所劳倦，形气衰少，谷气不盛，上焦不行，下脘不通，胃气热，热气熏胸中，故内热。"此乃阴液伤极，不能上荣之象。《丹溪医集》曰："人之生也，体质各有所偏，偏于阴虚，脏腑燥热。"现代基因组学研究发现，阴虚质炎症相关细胞因子基因表达上调，发生炎症反应较平和质者为多，可能与阴虚质"内热"的诸多表现如手足心热、身热、面部两颧潮红或偏红、口干咽燥、眼睛干涩等密切相关。阴虚火旺者，宜养阴清热，不可见热就清热，也不可单纯滋阴。

据统计，阴虚体质占人群比例8.89%，以西部地区人群为主。多见于老年人，更年期男女；精神压力过重、睡眠不足、精力消耗过多的中年人。《素问·痹论篇》曰："阴气者，静则神藏，躁则消亡。"从个性上来讲，阴虚的人性情急躁，外向活泼好动。做事心急，耐不住性子，受不了等待，不喜欢排队等。阴虚伴有火旺者，脾气急躁，容易发火。有研究用中医体质量表、艾森克人格问卷简式量表等，发行了阴虚体质人性格在N维度得分差异显著，说明具有性格外向、情绪不稳定的特点。现代研究还发现，阴虚体质的人抑制性神经递质在尿液中增多而血液中减少，可能与阴虚体质的人性格较外向、喜动有关。

你是不是阴虚体质

阴虚体质的特征：阴虚体质者体型偏于瘦长，面色潮红，有烘热感，皮肤偏干，易生皱纹，手足心热，口燥咽干，鼻干，目干涩，视物昏花，小便短涩，易口燥咽干，唇红微干，口渴喜冷饮，眩晕耳鸣，睡眠差，大便干燥，舌红少津少苔。脉象细弦或数。平素不耐热邪，耐冬不耐夏，不耐受燥。其主要特点就是燥热，干燥和发热，就好像这个人缺水了一样。例如润泽的地面，温度相对稳定，生机勃勃水草丰满，而缺水的地面则干枯龟裂，寒温不调，逐渐草木不生。水为生命之源，阴液构成了人体的物质基础，对人体的重要性就像水对于生命的重要性一般。叶天士在《临证指南医案》中说"阴虚体质""木火体质"等，阴虚质形瘦、面色苍是众多医家的共同认识。叶天士通过临床观察总结了温热病中阴虚质的特征，如"瘦人阴不足""体瘦质燥之人""瘦人多火"等。

阴虚也分脏腑之偏重不同。常见的有心阴虚、肺阴虚、脾（胃）阴虚、肝肾阴虚。

1. 心阴虚

(1) 主要表现：心阴虚是以心阴不足为主的一系列表现。心主司血脉的正常运行和人的精神意识思维活动，它离不开阴液的滋养。思虑劳神太过会暗耗心阴；或因温热火邪，灼伤心阴；或情志不畅，或经常动气动火，或肾阴不足不能上济心阴，则会耗伤心的阴液，内生虚热，影响心主血脉和藏神的功能，出现心阴虚证。阴液亏损，不能制阳，阴虚阳盛，虚热内生。可现阴虚内热甚则阴虚火旺之候。心阴虚主见心烦、心悸、失眠、多梦、口燥咽干，怔忡，头晕目眩，形体消瘦；手足心热，午后潮热，盗汗，颧红，健忘，虚烦，盗汗，手足心热，口干咽燥，两颊发红，舌尖红，少苔，脉细数，舌红少津。阴虚内

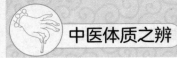

热，热迫血行，脉流疾，影响心主血脉之功能，故脉来细而且数。

(2) 心阴虚辨识要点

①心悸、心痛：阴液亏少，心失濡养，心律失常，故见心悸；心阴不足则心阳亢，表现为心跳加速等。心阴不足的人时常感觉到心动过速，伴随气短等感受。

②胸闷：心阳虚的胸闷比较明显，胸中憋气，有时感觉窒息一般。有些人描述，胸口好像压了一块东西，总是堵得慌。遇到天气寒冷则加重，冬天尤为明显。晚上睡觉，有时会被憋醒，必须坐起来休息一会再继续睡眠。并且在静息状态下也容易发生。

③失眠：心阴虚则阴不制阳，心阳偏亢，阴虚阳盛，则虚火内扰，影响心神，而见心中烦热、神志不宁，或虚烦不得眠。心神失养，虚火扰神，神不守舍，则见心烦不宁、失眠、多梦；阴虚阳亢，阳不入于阴，心神不入心阴则不安，而失眠。这种失眠往往与肾阴虚同时存在，为心肾不交。正常情况下，心阴带着心阳下降至肾，能温养肾阳使肾水不寒；肾阳带着肾阴上升至心，则能涵养心阴使得心火不亢。二者交通心肾则阴阳平衡。而阴虚，水不能制火，而心肾不交。这种失眠，以入睡困难为主要表现。

④两颊发红：阴虚则热，而热象为红。并且心之色为红，心阴不足表现为面部色红。当然，面部色红也会见于肝火旺、湿热、实热等情况，并不是心阴虚的独有特征。区别在于心阴不足的面色红，色淡红表浅为多见。

2.肺阴虚

(1) 主要表现：肺阴虚是以肺阴不足，虚火内生，灼液成痰，故干咳无痰，或痰少而黏。阴液不足，上不能滋润咽喉则口燥咽干，外不能濡养肌肉则形体消瘦。虚热内炽则午后潮热，五心烦热。热扰营阴为盗汗，虚热上炎则颧红，肺络受灼，络伤血溢则痰中带血；喉失津润，则声音嘶哑。舌红少津，脉象细数，皆为阴虚内热之象。

(2) 肺阴虚辨识要点

①干咳无痰、少痰：肺阴不足证的咳嗽特点为无痰，或痰少而黏。由于

水少，故痰少，与痰湿咳嗽的痰多稀白截然不同。而干咳的治疗以滋阴润肺为主，市面常常卖的止咳糖浆多数是以滋阴润肺止咳为主，比较适合于干咳或者痰少的情况。而感冒或者气管炎，发炎严重的咳嗽，则不同于此类，多数不适合用这一类糖浆，并且干燥型咳嗽多见于秋季空气干燥的时候。

②咽干、口鼻干燥、喑哑：咽喉为肺之门户，鼻、喉咙均隶属于肺系统。有些人不喝水会渴，但是不会咽干。而有些人，不是口渴，而是咽干，需要频繁喝水来润嗓子。这种咽干并非喝水可以解决，最多是暂时地缓解。当然，这种咽干也可能不单一的是肺阴虚，也有肺肾共同阴虚的情况。

③皮肤干燥：肺主皮，其华在毛。在胚胎发育过程中，皮肤和肺有密切的联系。肺阴虚，肺津液不足，则难以将水分外达皮肤表面，故皮肤干燥。尤其

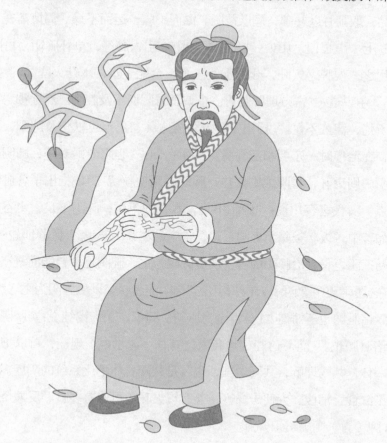

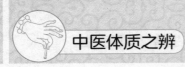

是老人，皮肤容易干燥脱屑，不可洗澡太频繁，不然洗掉了表面的油脂，而造成皮肤干裂、瘙痒等。应当在洗澡后及时涂抹护肤的产品。

3. 脾阴虚

(1) 主要表现：脾阴虚在中医学的历史长河中经历了不少演变。《伤寒论》中："趺阳脉浮而涩，浮则胃气强，涩则小便数。浮涩相搏，大便则鞕，其脾为约，麻子仁丸主之。"约者，少也，乏也。为何"其脾为约"只因"胃气强"。胃热亢盛，煎熬阴液，脾阴则少。这里有脾阴虚的概念。而之后，脾阴的学说并未足够发展，在很长一段时间很少提及，之后缪仲淳在《先醒斋医学广笔记》中说："胃气弱者则不能纳，脾阴亏则不能消，世人徒知香燥温补为治脾虚之法，而不知甘凉滋润益阴之有益于脾也。"可见，滋养脾阴，必须用滋润甘凉之品，取其甘以补脾，润以益阴。滋而不腻，运而不燥。周慎斋在《慎斋遗书·卷七·虚损门》中说："用四君加山药引入脾经，单补脾阴，再随所兼之证而用之，俟脾之气旺，旺则土能生金，金能生水，水升火降矣。"吴澄在《不居集》中说道："古方理脾健胃。多偏重胃阴而不及脾阴。然虚损之人，多为阴火所灼，津液不足。"提出了外邪侵入人体，不但可以伤及脾阳，也能伤及脾阴，在治疗时一定要引起注意。薛生白曰："心阴虚则易汗，肺阴虚则多咳，肝阴虚则火升，肾阴虚则发热，脾阴虚则便秘。"明确指出了各脏阴虚的辨证要点。清代唐容川说："脾阳不足，水谷固不化；脾阴不足，水谷仍不化也。譬如釜中煮饭。釜底无火固不熟，釜中无水亦不熟也。"陈修园说："脾为太阴，乃三阴之长，治脾阴虚者，以滋脾阴为主，脾阴足，自能灌溉诸脏腑。"张锡纯在《医学衷中参西录》中亦指出："治阴症者，当以滋脾阴为主。脾阴足，自然灌溉诸脏腑也。"脾阴能濡养全身脏腑、组织，如张锡纯说："脾阴足，自能灌溉诸脏腑也。"然而这些都是各家之言，一派学说。现在，可以把脾胃阴虚视为一体，共同理解，共同调理，也就是共同看作消化系统的阴虚。可见口干、饥不欲食、消瘦、大便干燥等，兼有胃火旺的可伴有多食、反酸烧心。

(2) 脾（胃）阴虚辨识要点

①饥不欲食：阴虚则火旺，胃火旺则食欲增加。而阴虚不足以承载后面的

消化吸收过程，故有饥饿感但并不吃太多。

②便秘：阴虚则干，阴虚的便秘表现为大便干燥为主。这也是最常见的便秘，不同于好几天才上一次厕所，或者大便时候无力排出的便秘类型。这种便秘喝水略有效果，但不解决根本问题。而市面上很多治疗便秘的药物恰好是针对此种干燥的类型。阴虚的干燥型便秘和饮食过于精细有关，吃精肉、精粮，而粗纤维类少，容易大便干燥。这一点在饮食调理上再详细说明。

③口唇干燥：脾胃阴虚的口干与肺阴虚的咽干正好相反，表现为嗓子感觉不明显，舌头干燥，或不觉干燥但是想喝水，比别人喝水多。一些人唇部干燥，干裂，脱皮，甚至唇炎，多数也是脾胃阴虚火旺的表现。

4.肝肾阴虚

(1) 主要表现：肝肾阴虚的主要表现有头晕耳鸣、腰膝酸软、失眠多梦、两目干涩、潮热盗汗、震颤抽搐、五心烦热、咽干颧红、舌红少津、脉细数，男子兼见遗精，女子经少或经闭等。肝肾阴虚是随着年龄增长而出现的阴虚情

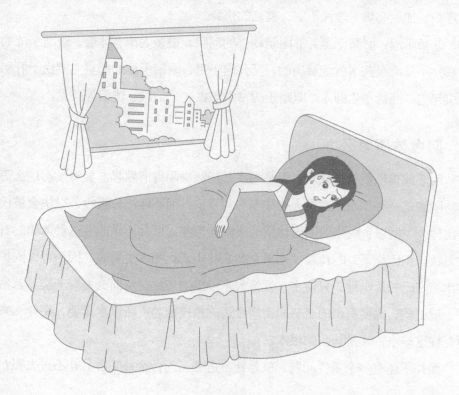

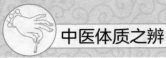

况，也是人体真阴不足的根本所在。涉及全身根本的状态，同时影响生殖系统的功能健康。

(2) 肝肾阴虚辨识要点

①腰膝酸软：肝肾阴虚的腰膝酸软从年轻到老年都会出现，表现为腰部、膝盖不适，以酸痛、虚损感、无力感为主的疼痛。

②耳鸣：肾开窍于耳，肝肾阴虚会导致外窍失养而耳鸣。阴虚的耳鸣并非声音很大，很吵的那种，而是细小如蚊虫的声音，或单纯尖锐的滴声。

③盗汗：盗汗是指睡着的时候明显出汗，常常表现为他人发现，或睡醒时候发现自己一身都是湿的。盗汗是典型的肝肾阴虚表现，见于男性多与伤精同时出现，也常常见于生长发育期间的小儿。当然，要排除是否因被子捂得太厚造成的过热出汗。

④五心烦热：五心烦热主要是手心、脚心、心胸发热。中年人多见。有些人睡觉的时候手脚心热尤为明显，喜欢把手或者脚露在外面甚至贴在墙上才感觉舒服。加上心烦，烦躁不安，莫名的焦急。

⑤目干涩：眼睛干涩并非眼睛局部的问题，很多人都有体会，眼睛干涩的时候并不是滴眼药水就能解决的。肝开窍于目，眼睛干涩的感觉主要由于肝阴虚引起的，而肾水生肝木。眼睛干涩常常与畏光、怕风、流泪等同见。

阴虚体质怎么办

阴虚简单理解就是缺水，但是喝水就能解决阴虚问题吗？显然没有这么简单。阴虚是一种体质，这类人往往喝水并不少，而不能充分吸收，很快会被代谢出体外。所以，喝水对阴虚体质的人固然重要，但并不是改变这种体质的有效方法。相比之下，吃蔬菜、水果之类来补阴，比喝水更有效。因为可以固护住水。好比一片土地，只浇水，就像大水漫灌的田地，反而会慢慢干裂。若希望土地肥美，需要有机的肥料和密集合适的植被覆盖。所以水重要，用什么来留存住这些水，才是补阴的根本。

而补阴还有一个重要问题，就是补不进去。为什么补阴容易补不进去呢？

简单来说，就是"滋腻"。我们知道，食物和药物的消化吸收都需要人体阳气的蒸化作用，才得以运转起来，使进入体内成为我们的一部分。而补阴的食物、药物都是阴性的，阴阳相互制约，阴性的食物、药物会阻遏人体阳气，使得运转不起来，从而这些补阴的食物不能被完全吸收。并且，多数补阴的药物是凉性、寒性。因此，服用补阴的药物往往会滋腻碍胃，产生食欲下降、饱腹感、胃胀、恶心、不欲进食的感觉。或者大便气味加重，感觉没有消化彻底。这些都是补得不恰当、不精准所导致的，也是没有补进去的表现。若再继续强行服用，会伤阳气或伤脾胃，使得整体气机运转出问题，更不利于健康。

那么如何正确地补阴呢？首先，得从上文中确定自己的阴虚体质和类型。其次，补阴的时候要注意调理气机。在用药的时候，一般配上砂仁、陈皮等温燥理气品。养生的时候，注意配合消食药，并注重运动来调畅气机。

1.饮食 饮食是调理阴虚体质最重要的方法。阴液是人体的有形物质，不同于阳气，无形而速生。补阴需要细致而漫长的过程，缓缓地将这些虚损亏耗补起来。阴虚体质的人应保阴潜阳，宜清淡，远肥腻厚味、燥烈之品；可多吃些芝麻、糯米、蜂蜜、乳品、甘蔗、鱼类等清淡食物，对于葱、姜、蒜、韭、薤、椒等辛味之品则应少吃。宜选用甘凉滋润的食

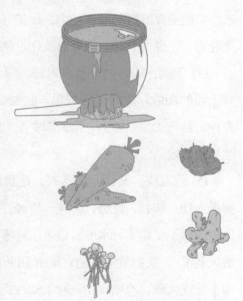

物，如鸭肉、猪瘦肉、葡萄、柿子、雪梨、苹果、西瓜、莲藕、百合、黑芝麻、荸荠、鳖、海蜇、海参、甘蔗、银耳、燕窝等。少食温燥、辛辣、香浓的食物，忌吃或少吃羊肉、雀肉、海马、海龙、獐肉、炒花生、炒黄豆、炒瓜子、爆米花、荔枝、龙眼肉、佛手柑、杨梅、芒果、大蒜、韭菜、芥菜、辣椒、薤白、胡椒、砂仁、荜茇、草豆蔻、花椒、肉桂、豆蔻、茴香、丁香、薄荷、白酒、香烟等。

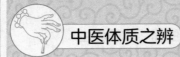

(1) 蜂蜜：蜂蜜味甘，性平，归脾、肺、心、胃、大肠经。具有滋阴润燥、补虚润肺、解毒、调和诸药的作用。含有果糖、葡萄糖、酶、蛋白质、维生素及多种矿物质。常吃可以防治贫血、心脏病、肠胃病等，并能提高人体免疫力，有延年益寿的功效。黄连蜜、枇杷蜜、荆条花蜜、紫云英花蜜、槐花蜜可以祛火。野玫瑰蜜、益母草蜜可以美容养颜。龙眼蜜、五味子蜜、枣花蜜有助于睡眠，蜂王浆含有雌激素，适合女性服用。

(2) 雪梨：味甘，性寒，生津止渴，润喉祛燥，化痰止咳。含苹果酸、枸橼酸、维生素 B_1、维生素 B_2、维生素 C、胡萝卜素等。雪梨清热化痰之功效，特别适合秋天食用。它药用能治风热、润肺、凉心、消痰、降火、解毒。"外可散风，内可涤烦。生用，清六腑之热，熟食，滋五脏之阴"。

(3) 银耳：银耳具有养阴润肺、益胃润肠、美容养颜、补肾延年益寿之功效。它能提高肝脏的解毒能力，保护肝脏功能，它不但能增强机体抗肿瘤的免疫能力，还能增强肿瘤患者对放疗、化疗的耐受力。

(4) 莲藕：味甘，性寒，入心、脾、胃经；具有清热生津、凉血散瘀、补脾止泻的功效；主治热病烦渴、吐血、衄血、热淋。营养价值较高，"主补中养神，益气力"。也可日常炒菜做汤，也可榨汁夏日生饮，口感佳，增强养阴生津的功效。

(5) 西瓜皮：又名西瓜翠衣，是我们日常可得又容易忽略的良好夏日养阴解暑食物。味甘，性凉，归脾、胃经，是清热解暑、止渴利尿的良药，治疗暑热烦渴、小便短赤、水肿、口舌生疮等。《本草再新》记载西瓜皮能"化热除烦，去风利湿"。我们常常忘记它是由于西瓜瓤的美味，而掩盖了西瓜皮的食用性。加上外皮太硬，难以食用。除了切片煮汤，也可以用食物加工机加水打碎生饮一渣不留，口感清爽，无异味。

(6) 米酒：醪糟、米酒、酒酿、稠酒，这几种都是米酒的常见叫法和类型。糯米发酵，度数低，富含多种营养成分和发酵产物，具有滋养阴血的效果。《黄帝内经·汤液醪醴论》中提到的醪醴，古法的非蒸馏酒，也就是今天的稠酒。醪糟也是坐月子时养血滋阴常用民间食疗品。当然所有酒都有一个准则，不可贪杯过饮。

2. **草药** 可用滋阴养阴的甘寒、凉润之品，如百合、熟地黄、沙参、麦冬、玉竹、川贝母等药。

(1) 百合：百合主要针对心肺阴虚，可润肺止咳、宁心安神、美容养颜。其甘凉清润，清肺润燥止咳，治肺阴虚的燥热咳嗽，肺虚久咳、痰中带血。清心除烦，宁心安神，用于神思恍惚、失眠多梦、喜悲伤欲哭等病症，还有一定的美容作用。可以加入粥中，或配合银耳、雪梨等。口味极佳。

(2) 熟地黄：滋阴补血，益精填髓。用于血虚萎黄、眩晕心悸、月经不调、肝肾阴亏、潮热盗汗、遗精阳痿、不孕不育、月经不调、腰膝酸软、耳鸣耳聋、头目昏花、须发早白。药性温和，可以常服用。但是其滋腻，若配合陈皮或者砂仁更好。

(3) 沙参：沙参有养阴清肺、祛痰止咳等功效，适用于治疗肺热燥咳、虚劳久咳、咽干喉痛等证。养阴清热，润肺化痰，益胃生津。主阴虚久咳，劳嗽痰血，燥咳痰少，虚热喉痹，津伤口渴。沙参有南北之分。南沙参味甘、微苦，性凉；北沙参味甘、苦、淡，性平。南沙参偏于清肺祛痰，而北沙参偏于养胃生津。味道平和，适合炖鸡、炖肉、煲汤、煮粥时加入。

(4) 麦冬：《神农本草经》将麦冬列为养阴润肺的上品，言其"久服轻身，不老不饥"。麦冬养阴生津，润肺止咳清心。平日泡水服用可以养肺胃之阴，治疗咳嗽、咽干、口渴、便秘等。并具有润肤美容嫩肤的功效，可以煮水外用。

(5) 玉竹：又名葳蕤，功效滋阴润肺、生津止渴。古人称玉竹平补而润，兼有除风热之功，故能驻颜润肤，祛病延年。玉竹中含多糖、维生素 A 与烟酸，能够增强人体抗病能力，有抗衰老的功能。

(6) 川贝母：川贝母具有润肺止咳、化痰平喘的功效。药性平和，适合日常保健食用。味微苦，口感好。川贝母治疗咳嗽的效果非常好，尤其是秋季干燥咳嗽，特点是干咳、无痰，切忌用于有痰、痰多的寒或湿型感冒咳嗽，否则不见功效反而适得其反。川贝母和浙贝同为贝母，川贝母价格较贵，其颗粒较浙贝母来说小，而药效高，一次少买些，一顿用几颗足矣，所以算下来也不

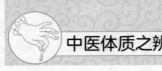

贵，切忌贪多贪大。

3. 药方及中成药　根据不同类型的气虚，我们有多种药方来调摄。

(1) 心阴虚：天王补心丹。可以滋阴养血，补心安神。主治阴虚血少，神志不安证。心悸失眠，虚烦神疲，梦遗健忘，手足心热，口舌生疮，舌红少苔，脉细而数。用于心阴不足或伴有肾阴不足、心肾不交型失眠，以入睡困难为主。

(2) 肺阴虚：沙参麦冬汤。沙参麦冬汤是比较平和的滋养肺胃的养阴药方，清凉甘润，用于肺阴不足的咳嗽、咽干等症状。

(3) 阴虚便秘：麻子仁丸。麻子仁丸是市面上常见的治疗便秘的药，主要针对干燥型便秘，药性缓和，效果稳定而持久。具有养阴润燥通便的效果。

(4) 肝肾阴虚：六味地黄丸、左归丸、知柏地黄丸、杞菊地黄丸、麦味地黄丸。这几种地黄丸都是针对肝肾阴虚的，其中六味地黄丸比较平和，补泻同施，适合大多数人服用。左归丸相比地黄丸，纯补无泻，虽然滋补效果强，但容易滋腻而补不进去。知柏地黄丸用于阴虚伴有火旺，如咽喉干燥疼痛等上火，不用黄连上清丸清火，而换成知柏地黄丸，则效果更持久。杞菊地黄丸，用于肝肾阴虚，目干涩畏光，迎风流泪，或肝肾阴虚的血压高，并适合春季养生服用。麦味地黄丸用于肝肾阴虚的盗汗，无盗汗一般不用。

4. 穴位　经络本身最主要的功能在于调理气机，因为其无形而并不擅长于补阴这样的有形之物。而无形有形相互促生，相辅相成，调节经络虽不可直接生成有形阴液，却可以促进阴的化生和补充。

(1) 太溪：太溪是我国古代医学典籍中"回阳九穴"之一，是最基本的补肾穴位。太溪穴位于足内侧内踝后下方与脚跟骨筋腱之间的凹陷之处，是足少阴肾经上的输穴和原穴，可以说是肾经经气最旺的地方。按摩太溪穴可以治疗肾阴不足的咽干、月经病、小便问题、男科问题。按摩的手法以稳、缓为主，不可过重或过快，适合日常保健。

(2) 三阴交：三阴交是足太阴脾经、足少阴肾经、足厥阴肝经三条经络的交点，按一个穴位同时调节三个阴经，并对妇科问题有明显效果。可以日常按揉。艾灸法本身是温热，多为温阳，并不滋阴。但艾灸三阴交，可调动阴经的气机，产生口渴的感觉，促进饮水，这时就有了补阴的效果。

5. 药膳

(1) 川贝梨汤

材料：川贝母 10 颗，梨 1 个。

做法：梨核挖出来，将川贝母 10 颗放入梨腹中。放入碗里，将碗放入锅中隔水蒸。小火慢炖 40 分钟后，将碗里的梨和渗出的汤汁同时服用。

功效：川贝母的有效成分溶在梨中，比单独煮川贝母效果更佳。适合于阴虚咳嗽，干咳无痰日久的人食用，效果显著。老人秋天食用养生也可。

(2) 桑菊薄荷饮

材料：洁净的桑叶、菊花各 5 克，苦竹叶、白茅根各 30 克，薄荷 3 克。

做法：上 5 味一并放入茶壶内，用沸水温浸 10 分钟，频饮，也可放凉后饮用。

功效：适合于肺阴虚，口干口渴的人服用。尤其适合夏季解暑。

(3) 鸡蛋醪糟

材料：醪糟 50 克，鸡蛋 2 个。糖少许。

做法：锅里加一碗水，烧开，加入醪糟煮开。鸡蛋搅匀，倒入锅中，成蛋花形。出锅，加糖。

功效：醪糟自古是滋阴补血的食材，其味香，并含有乙醇可以通阳。鸡蛋又叫鸡子黄，也是滋阴补血的佳品。鸡蛋醪糟作为晚餐或者早餐，尤其适合阴血不足的女性食用，也是坐月子补品之一。

(4) 西瓜翠衣露

材料：西瓜皮 1 块，蜂蜜适量。

做法：将西瓜皮打碎，放入锅中煮 30 分钟。出锅后放凉，过滤掉西瓜皮，加适量蜂蜜放冰箱冷藏。

功效：养阴清热解暑，适合夏季日常服用。

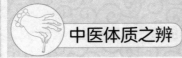

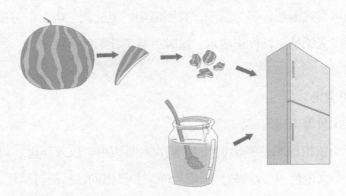

(5) 莲子百合煲瘦肉

材料：莲子 20 克，百合 20 克，猪瘦肉 100 克。

做法：加水适量同煲，肉熟烂后用盐调味食用，每日 1 次。

功效：有清心润肺、益气安神之功效。适用于阴虚体质见干咳、失眠、心烦、心悸等症者食用。

(6) 蜂蜜蒸百合

材料：百合 120 克，蜂蜜 30 克。

做法：两者拌均匀，蒸至其熟软。时含数片，咽津，嚼食。

功效：补肺、润燥、清热，适用于肺热烦闷或燥热咳嗽、咽喉干痛等症。

(7) 山药栗子滋阴大补粥

材料：山药 15 ～ 30 克，栗子 50 克，大枣 2 ～ 4 枚，粳米 100 克。

做法：栗子去壳后，与山药、大枣、粳米同煮成粥。

功效：山药性味甘平，能补脾胃、益肺肾，特别适用于脾肾气虚者；但一次不宜多食，否则容易食滞，造成消化不良。

(8) 核桃滋阴大补粥

材料：核桃肉 20 克，粳米 100 ～ 200 克。

做法：将核桃肉洗净捣碎，与粳米同煮成粥。

功效：能润肺止咳，补肾固精，润肠通便。但有痰火、积热或者腹泻者忌食。

6. 茶饮

(1) 南瓜汁

材料：南瓜（老南瓜最好）500 克。

做法：南瓜去籽，切小块。加水，放入食物粉碎机或榨汁机，打半分钟，再入锅里煮开即可；或直接放入豆浆机一次性打碎煮熟。

功效：南瓜粗纤维非常多，喝两杯这样的南瓜汁，则第二天大便十分顺畅。并且这样的做法不加任何调料，不加糖，自带甜味和淡淡的南瓜香气，口感极佳。适合大便干燥的人每天饮用，并且南瓜有一定降血糖的功能。

(2) 苦荞茶：苦荞茶尤其适合糖尿病患者服用，可以产生类胰岛素作用降糖。糖尿病患者多数属于阴虚燥热体质。可以日常服苦荞茶降火，降糖。

7. 运动　宜做中小强度的运动项目，控制出汗量，及时补充水分。不宜进行大强度、大运动量的锻炼，避免在炎热的夏天或闷热的环境中运动。

可选择八段锦，在做完八段锦整套动作后将"摇头摆尾去心火"和"两手攀足固肾腰"加做 1 ～ 3 遍。也可选择太极拳、太极剑等。

8. 起居　睡眠对于任何虚弱的体质的人都尤为重要。睡眠不足则伤阴。白昼为阳，黑夜为阴。熬夜是导致阴虚的一大原因，很多人熬夜久了都会出现不同程度的眼睛干涩、神疲乏力、腰膝酸软、骨骼疼痛。居住环境宜安静，睡好"子午觉"。避免熬夜及在高温酷暑下工作。节制房事，勿吸烟。注意防晒，保持皮肤湿润，宜选择棉质、蚕丝等清凉柔和的衣物。

阴虚的人皮肤容易干燥，尤其是小腿胫骨前，足跟部分。老年人阴虚会皮肤干燥脱屑，这种情况切忌洗澡太频繁，切忌用碱性太重、清洁力度太大的沐浴液。应选用滋润度高，足够温和的清洁产品，减少洗澡次数，并涂足够油性护肤品在全身。护肤也是同样的道理，干性皮肤只涂保湿水，虽当时滋润吸收快，不一会却反而感觉到干燥。保湿水之后加上油性的润肤霜，才能覆盖表面，锁住水分，达到真正持久的保湿。

9. 情志　阴虚体质的人性情急躁，常常心烦易怒，这是阴虚火旺、火扰神明之故，应遵循"恬淡虚无、精神内守"的养生方法。加强自我涵养，养

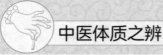

成冷静、沉着的习惯。少参加争胜负的文娱活动，节制性生活。宜加强自我修养、培养自己的耐性，尽量减少与人争执、动怒，可在安静、优雅环境中练习书法、绘画等。有条件者可以选择在环境清新凉爽的海边、山林旅游休假。

宜欣赏曲调轻柔、舒缓的音乐，如舒伯特的《小夜曲》等。

阳虚体质 —— 由内而外的寒冷

在谈阳虚体质之前，我们先来了解什么是中医学最常说的阴阳。多数人并非真的懂得何谓阴阳，但阴阳失调、调和阴阳几乎是人们对中医学最耳熟能详的词语了。阴阳是中国古代哲学的一对范畴。正如《素问·阴阳应象大论篇》说"阴阳者，天地之道也，万物之纲纪，变化之父母，生杀之本始"，其概念绝不仅仅限于医学，而是天地自然宇宙万物的哲学高度。

阴阳的最初含义为日光的向背，向日为阳，背日为阴，"山之南、水之北，谓之阳也"。经过引申、演化，阴阳的概念逐渐上升到描述任何事物的性质的概念来。阴阳为对立而关联的一对事物或概念，自然界的任何事物都包括阴和阳相互对立的两个方面，而对立的双方又是相互统一的。一般来说，凡是剧烈运动着的、外向的、上升的、温热的、明亮的，都属于阳；相对静止着的、内守的、下降的、寒冷的、晦暗的，都属于阴。单独不好理解，而对比一对理解阴阳则容易许多，例如，火为阳，水为阴；动为阳，静为阴；昼为阳，夜为阴；上为阳，下为阴；热为阳，冷为阴；明亮为阳，黑暗为阴；外为阳，内为阴；天空为阳，大地为阴；灵魂为阳，肉体为阴；气体为阳，液体为阴；外向为阳，内敛为阴。从上述这么多对概念中，我们不需要逐字纠结每个概念为何为阴阳，只需要去感受两者的差异所带来的不同体验，之后带着阴阳学说的思维，看到生活中其他概念可以自行区分阴阳属性，如天空为阳，大海为阴；高山为阳，峡谷为阴；恒星为阳，行星为阴；花为阳，叶为阴；精神为阳，物质为阴；攻为阳，守为阴；付出为阳，收获为阴；激情勇敢为阳，谨慎怯懦为阴。

值得强调的是，阴阳是一对概念，并不单独存在，一个事物没有对比的情况下是不谈阴阳的。如单独谈热，则无所论阴阳。或对比热和快，两个虽然在之前的描述中在阳的概念中，但却并非同一对范畴，不具有可比性。阴阳具有明确规定性，不可颠倒概念，但是却具有相对性、可分性、转化性。如之前的气体为阳，液体为阴。而液体和固体比较时，液体为阳，固体为阴。昼为阳，夜为阴，但是白昼的上午和下午比较，则上午为阳下午为阴。寒则生热，热则生寒。总之，阴阳是人为规定的概念，套用在客观存在的事物上，方便我们认知世界万物的一种思维方法。我们将它推演在人体上，就形成了一套对人体的认知模式，以及将人体功能运动和外界相关联的方法。

阴阳是一对抽象的范畴，以平日里大家具象的思维来理解则非常困难，所以导致了很多人提及阴阳则谓之玄而又玄、不可说。在学习阴阳学说时，我们则要建立一种"象"的思维。简而言之就是比喻、喻象，充分发挥想象力。例如，《黄帝内经》有云，"阳气者，若天与日，失其所，则折寿而不彰。故天运当以日光明。是故阳因而上，卫外者也。"告诉我们，阳气就像天空中的太阳一样，温暖，明亮，照耀了整个地球。地球上生命的能量几乎全部来自于太阳的光能，食物链的最基层为植物光能合成糖，再转化为其他物质，再被下一级食物链例如动物食用，转化为动物体内的能源，依次循环往复而有了食物链的周转，从而地球上生命多样、繁荣不息。同理，在人体中，阳气也是同样的意义和地位。正如张景岳在《景岳全书·大宝论》中说："天一大宝，只此一丸红日，人之大宝，只此一息真阳。"人的生命有赖于阳气的蒸化，蓬勃朝气的生命力、旺盛的精力、活跃的思维、敏捷的反应有赖于阳气的充盛。"阳气者，精则养神，柔则养筋。盖阳之精如日，光明洞达，故养神；阳之柔如春景和畅日月之行，不违其道；枢机之运，不离其位；阳气之动，不失其所。"阳气在人体的功能类似于气在人体的功能，主司人体全部生理功能的强弱状态。而阳气是人体物质代谢和生理功能的原动力，是人体生殖、生长、发育、衰老和死亡的决定因素。生命的正常生存需要阳气支持，所谓"得阳者生，失阳者亡"。

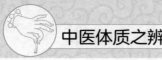

"阳气"越充足则人体越强壮。阳气不足，人就会生病。阳气完全耗尽，人就会死亡。阳气最鲜明的特点，在于其阳光一般的温煦作用。温暖全身，维护脏腑功能的作用，使人体内有火而热起来，遇到寒冷的环境和气候，则可以自我取暖或温暖外界，而不产生明显的怕冷或体温保持不住的感觉。阳气虚就会出现生理活动减弱和衰退，导致身体御寒能力下降。所以阳气不足中，最典型的症状就是怕冷，甚至总是比别人穿的厚很多。《灵枢》有云，"人到四十，阳气不足。损与日至。"随着年龄的增长，衰老的进展，阳气会逐渐衰少。在中医学理论体系中，处处体现着阴阳学说的思想。阴阳学说被用以说明人体的组织结构、生理功能及病理变化，并用于指导疾病的诊断和治疗。

据统计，阳虚体质大约占人群7.9%，以东北地区和女性多见，所以和气候寒冷就有了一定的关系。从个性上来讲，阳虚的人内向沉静，荣辱不惊，恬淡虚无，也可能冷漠回避。有研究表明，阳气虚弱和抑郁有关，一些阳气虚的人难以积极乐观地面对生活，没有足够的阳气作为动力去解决生活中遇到的问题，而内郁而自闭。一些阳虚的人表现出低迷无力，也有一些清俊高冷，冷峻迷人。

你是不是阳虚体质

阳虚体质的特征：畏寒怕冷、手足不温、身体肌肉松软、内向沉静、精神不振。阳虚体质最典型的症状就是畏寒，俗称怕冷。有些人天气一变凉，就明显感觉身上发冷，别人可以春捂秋冻自己调节，而阳虚的人则必须加衣服，否则感觉特别冷，甚至全身发凉。所以阳虚的人往往比别人穿的厚，感觉不是一个季节的人。有些阳虚的人，尤其是女性，冬天没有暖气时，身体一夜都暖不热，尤其是脚部，需要开一夜电热毯或者暖水袋。还有一些典型案例特别夸张，极度畏寒，彻骨的冰冷，与外界天气无关。甚至夏天都要穿羽绒服、戴帽子围巾、穿棉靴，受不得一点寒冷，严重影响正常生活。现代医学中，甲状腺功能减退的患者很多属于阳虚的类型。

阳虚也分脏腑之偏重不同。常见的有心阳虚、肺阳虚、脾阳虚、肾阳虚。

1. 心阳虚

(1) 主要表现：心阳虚是以心阳衰弱为主的阳虚类型，表现出一系列的心阳不振症状，如胸闷、心慌、心前区憋闷不舒等感受，以及明显的遇到寒冷则会发作或者症状加重。心阳虚同样有畏寒肢冷，周身寒冷的感受。并由于阳气无力推动血液运行，血液循环缓慢，而表现出一系列的瘀血症状，如舌淡紫、口唇紫暗、面色发暗、指甲颜色发紫等。

(2) 心阳虚辨识要点

①胸闷：心阳虚的胸闷比较明显，胸中憋气，有时感觉窒息一般。有些人描述，胸口好像压了一块东西，总是堵得慌。遇到天气寒冷则加重，冬天尤为明显。晚上睡觉，有时会被憋醒，必须坐起来休息一会再继续睡眠，并且在静息状态下也容易发生。

②心悸、心痛：心阳虚的心悸不同于心气虚。心阳虚的人除了心悸，还可能发作心痛，胸中憋闷疼痛，或者偶有心痛牵扯肩背部的感受。除了运动、劳累发作以外，在静止不动的时候，由于血液循环不畅而心跳异常。这种感受同胸闷常常伴随发生，也在冬季尤为明显。

③畏寒：畏寒是阳虚的典型症状，阳气不足则温煦能力下降，感到周遭的寒意。心阳虚的怕冷主要表现在胸背部。很多人，天冷了感觉凉，主要在四肢手脚冷。而胸背部由于血液循环非常旺盛，抗寒的能力比较强，心肺气血旺的人，再冷也会把脖子晾出来。而心阳虚，以及心肺阳虚的人，常常喜欢穿背心类衣服，如毛背心、羽绒马甲等。因为这种类型的寒冷，只需要加个背心就足够了。

2. 肺阳虚

(1) 主要表现：肺阳虚是以肺功能下降为主，主要表现为易感冒、咳嗽、怕冷，严重者气喘。肺阳虚的人与肺气虚的人相类似，同样面白、声音低而穿透力不足。并且肺阳不足的人可能平素痰多，痰稀而色白，这种类型尤其常见于老年人。这些症状多发生在寒冷的季节里，尤其秋季气温转寒时发生，冬季里持续痰多或者身体的整体功能下降。

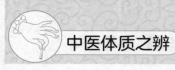

(2) 肺阳虚辨识要点

①易感冒：肺气虚容易感冒，肺阳虚的人同样容易感冒，并且感冒之后康复的能力下降。肺阳虚的人的感冒容易在气候转寒时候发作，相比持续寒冷的冬季，更多地发生在秋季。发生之后久久不愈，康复起来的时间也比别人长。肺阳虚的人感冒之后多表现为风寒感冒伴有阳虚，畏寒的症状尤为明显，倦怠乏力精神不振，清涕不断，并且非常容易诱发咳嗽或者气喘的表现。

②咳嗽气喘：由于咳嗽是一种变动性的症状，也需要有刺激才能发生，肺阳不足的人咳嗽的症状也同样在秋季气候转寒时候多见。这种咳嗽往往并非语声高亢，声重有力，而是声音相对低沉微弱并且持续时间长，缠绵不愈。咳嗽可能诱发气喘，肺阳虚的气喘并非呼吸深重的大口喘气，而是呼吸短促、上气不接下气、时好时坏，常常觉得气不够用需要多吸几口才能满足。如果心肺阳虚同有的人，在夜间可能平卧则气喘加重，严重者睡觉时会有窒息感而被憋醒。

③痰多、清涕：肺阳气不足，阳气不能温化固摄津液，而生寒痰。尤其见于老年人，尤其是肺气肿的患者。平素并未感冒，不咳嗽，痰多而逐渐涌上，常常需要咯吐几口稀白痰，同样，肺阳不足的患者阳气难以通达，很容易遇到冷空气则鼻塞、清涕如水，到温暖的环境则自愈。

④畏寒：肺阳不足的人，寒冷的感受同心阳不足的人一样，都会在胸背部感受到寒冷。背者，胸中之府。肺叶布于胸腔之内，而肺阳也温煦着胸背之所。当肺阳不足时，血液循环不够旺盛，胸背部失去了足够的温煦作用，而感受到背部的寒意。和心阳不足的人一样，肺阳不足的人也适合穿背心类衣物。

3. 脾阳虚

(1) 主要表现：脾阳虚的人消化功能下降比脾气虚还要厉害。除了食欲下降，胃口变差，饭量少了，或有胃胀、腹胀，或者大便稀，还会伴有明显的腹中冷痛、胃中自觉发凉，一口凉开水则很快腹痛、腹泻。若脾阳虚兼有肾阳虚，则可能表现为五更泻的典型症状。当然，也有一些人脾阳虚表现为便秘。脾阳不足也会由于阳气不升，而向上的力量不足，则发生子宫脱垂、胃下垂、肠下垂、肾下垂的脏器的位置降低的情况。舌淡白，胖大，有齿痕，舌苔薄白腻。

(2) 脾阳虚辨识要点

①食欲差：胃中热则食欲佳，胃火盛则消谷善饥，总想吃东西。脾阳虚则胃中虚冷，不思饮食，满盘珍馐却淡而无味，吃饭时冷冷清清。

②胃胀：脾胃之阳气如火，蒸化腐熟饮食水谷。脾阳不足则胃的消化功能下降，胃动力不足，进入胃中的饮食不能得到充足的火力来腐熟，则停留的时间延长而产生胃胀。严重者可能胃中冷痛，或很久不能顺利消化吸收的食物经过几个小时再呕吐出来，称为"朝食暮吐、暮食朝吐"。

③腹痛、腹泻：脾阳不足的人腹泻一般不会剧烈，而是腹痛绵绵，环境冷了，坐在冰冷的椅子上了，或者喝了几口凉开水、吃了凉菜则开始发作腹泻。这种腹泻的大便一般冷淡无味，不会明显的臭秽难闻。

④便秘：脾阳不足大便不一定干结，而是以排便无力、排便次数减少为主的便秘。脾阳不足的便秘不能用常见的泻药来治疗。常见的泻药成分为大黄、番泻叶等，均是苦寒之剂，苦寒尤伤阳气，对于脾阳本来就弱的人可能会伤胃或者更加不想吃饭等。过度服用不对症的泻药还可能从便秘转化为腹泻，导致肠胃功能紊乱。

⑤多涎沫：阳气具有温化固摄津液的作用，脾在液为涎，脾阳不足的人可能口水过多，常常需要吞口水，严重者需要定时去吐口水。这种情况需要用一些温脾阳的药物来调理。

⑥畏寒、四肢倦怠：脾阳虚人的怕冷更多表现在腹部，除了腹部感受到寒冷以外，还会有明显的消化道不适，表现为胃中冷、遇到冷空气则呕吐、胃痛、腹痛、腹泻。常人很少在腹部感觉到冷，肚皮是温热的。而脾阳虚的人腹部皮肤温度低，用手甚至可以摸出凉意来。

4. 肾阳虚

(1) 主要表现：肾阳虚的人主要特点为腰膝酸软，精神不振。另外，还有明显的小便增多，尤其是夜尿次数增多。肾和生长发育、衰老有关，肾阳不足

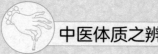

多见于年老的人，这也是一种自然现象和正常的生理过程，而并不是每个老年人都必须表现出同等程度的肾虚症状而干扰正常生活。须发白、牙齿松动、筋骨不利、听力下降、记忆力下降，这些症状也可以见于年轻人，这就是过早表现出衰老的肾虚情况。从生殖方面来说，对于女性，肾阳虚的人容易月经延期，或宫冷不孕；男性则多见阳痿早泄、遗精滑精等命门火衰之象。

(2) 肾阳虚辨识要点

①腰部冷痛：肾阳虚最典型的症状就是腰酸痛，发凉，遇到天冷则加重，不可负重。女性的痛经普遍常见，肾阳虚的人在痛经时伴有明显的腰部发凉，腰酸痛非常明显，或者连带小腹一起冷痛，用了热水袋敷在腰部可以有所缓解。并且，肾阳虚腰痛的发作与房事有关，常于房事之后立刻有感觉，或房事过多过久的时候明显发作。

②夜尿增多：肾虚的人会出现小便增多，而夜尿增多则是肾阳虚的典型表现。众所周知，年轻人几乎不会起夜，一觉到天亮。随着年龄增长，衰老开始，睡眠中起夜的次数逐渐增多，老年人有些可达 3 ～ 5 次，严重影响睡眠质量。这都是肾阳虚弱的表现。

③牙齿松动、筋骨不利：肾主骨，有些人天生骨骼结实有力，有些人则骨骼细小，甚至不够结实容易骨折。人随着年龄的增长，随着钙的流失，容易出现骨质疏松等情况。年轻的时候摔一跤起来就走了，而年纪大了，摔一跤就很容易骨折，因为骨头脆性大了，韧性差了。肾阳虚的人还容易出现骨质增生、骨刺等情况，长期腰痛、腿痛，关节不利。牙齿松动也和肾阳虚有关，有些人年纪很大了牙齿很齐全，还喜欢吃又硬又脆的东西。而有些人很早牙齿就掉光了，这样缺少了牙齿的研磨，食物消化吸收不利，或打成糊状又影响胃口，整个饮食营养就跟不上。并且牙齿和一部分味觉有关，假牙吃饭的味道不如真牙的香。再加上影响发音和美观以及脸型，肾阳虚对牙齿的影响不容忽视。

④畏寒：肾虚的乏力主要表现为精神不振，注意力不集中，稍微做脑力劳动则感觉整个人疲乏无力。这种乏力仅仅坐着或者卧床休息难以好转，而需要睡一觉才能恢复精神。也有些人表现为走路久了乏力明显，腰酸脚软，不耐徒

步远行。这也是肾气虚的表现。

阳虚体质怎么办

阳虚是冻出来的吗？阳虚的人特别怕冷，是因为以往冻的多了，把体内的火冻没了，所以人就冷了吗？阳虚就该保存阳气，穿很多衣服住温暖的房子，尽量避免感受到寒冷吗？在这里我想强调一点，都是因为过度保护。

在以往的观念里，以及在生活中所听到的，更多的是强调我们避免着凉，避免营养不够，避免各种危险，甚至偶然剧烈运动都有了消耗身体的嫌疑。一听见"补"，就觉得是好事，积极主动哪里都要补一补。所以保健品卖得如此火热，如此普及。殊不知药本无善恶，而重点在于是否适合自己。人参名贵而大补，而对于阴虚有热的人会更加上火而有害健康。"人参杀人无过、大黄救人无功"，就是这个道理。这种保护的健康理念本身没有"错"可挑拣，而所有的正确培养的是温室的花朵，娇嫩华贵的树木，少了肩负重任的韧性和一份随性的自在。我们不鼓励冬天少穿挨冻，但那些冬泳的人，那些四季洗冷水澡的人，那些雪山极地探险的人，真的就都越来越虚了吗？或者他们都感冒了吗？

近年来，一些关于日本孩子雪地裸跑训练的新闻引起关注和热烈的讨论，这颠覆了我们的传统观念。很多人觉得出门穿衣服少一件都会感冒发烧，最后落得医院打点滴的下场，而这样雪地里打滚会不会都要大病一场？当然，若真的全都要感冒，这样的活动也不会经久不衰年年举办。那些雪地里的小孩并没有多数生病，也没有冻少了阳气日后身体虚弱。不禁引起我们思考，人是不是没有那么脆弱，没有那么娇贵，我们对身体的爱护理念是不是过于极端。

养生不等于保护，健康不是溺爱身体。体验寒冷、饥饿、长途跋涉，会锻炼身心的耐受力，以扩展我们可以适应的各种恶劣条件。在雪地裸跑的时候，身体感受到寒冷，然后出现应激状态，调节功能到抵御寒冷的状态下。从长远来看，这种锻炼增加了机体抗寒的能力，会越来越不怕冷，身体越来越热，也增加了阳气。同样的道理，雪山攀登的人、冬泳的人、极地探险者也一样，证

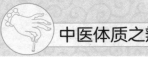

明了人类可以生存的极限和荒野求生的能力。

当然，我们也不能因此转向另一个极端，让每个人都高强度锻炼，盲目锻炼和盲目养生是一样的盲目和迷信，任何一种养生理念运用到个人身上，都要考虑是否适合。

首先，锻炼是循序渐进的，锻炼的强度应当是略微超过自己现在的承受过的极限，逐渐提升。并且，这种锻炼适合体质实的人，抗病力强的人，才会越冻越结实。如果你的孩子平常着凉就感冒，这样冻一下，几乎毋庸置疑的必然感冒。以往过度保护，突然强度锻炼，就像把温室里的花朵突然拿到疾风暴雨之中，十有八九元气大伤。再者，这需要强大的心理意志，体验者需要期待、兴奋，然后全心投入到抵御寒冷的锻炼中。心理因素在这里起到非常强大的作用，大家都有体验，真的遇到暴雨没带伞，心一横豁出去冲进雨里，也并不见得就感冒。而趴桌子上午睡门没关，或者少穿一件衣服路上吹点风，就不经意地打喷嚏、清涕直流。这就是中医学讲的“虚邪贼风”，专门趁人虚的时候入侵人体。而冲进暴雨之前，心理准备充足，一身正气，卫气实，一鼓作气故邪不可犯。同理，我们的锻炼是在充足的心理条件之下进行的，锻炼的是身体耐受力和心理意志，应当循序渐进，也应当因人而异、适可而止。

阳虚则补阳，在谈补阳之前，先来了解下补阳的弊端。并不是说补阳本身存在多少弊端，而是不恰当的补阳、错误的补阳、过度的补阳对身体的损害还不如什么都不补。大多数人最喜欢用的补法就是食补、药补，其性质大多是温热的。若这个人有阴虚或者兼有湿热等邪气，并非纯阳虚之体，则温热之剂容易耗伤阴液导致阴亏更严重，或加重湿热邪气，形成多种不良后果。最典型的例子，古代皇帝服食丹药，大多大热之剂，服下后立即见效，全身温热，多方面功能增强，甚至冬天不怕冷，自觉身体盛壮、精力十足。这些丹药多为朱砂、水银、硫黄等大热之强力药物。而就像古书中所说，冬天给花草施硫黄，则冒寒吐蕊，上盛下枯，最后强迫开花而死。所以日久之后，那些皇帝很多因服食丹药而身体逐渐亏耗，致死者不在少数。所以，若非单纯阳虚体质以及补阳的方法和剂量控制不好都会导致补得不够精准到位，反而亢而为害。对于普

通非专业的人，在摸不清状况之前，切忌肆意乱补。尤其鹿鞭酒、人参、鹿茸等这些市面上常见的保健品，切不可不加分辨见补就买，这几种不够平和很难把握不适合大多数人服用。补阳，《黄帝内经》有云"壮火食气、少火生气"，中医学讲究"阴中求阳""阴阳同调""补泻同施"，绝不是一个补字那么简单。

1. **饮食**　阳虚怕冷的人，在饮食上，多吃容易甘温益气的食物，牛肉、羊肉、韭菜、葱、姜、蒜、花椒、鳝鱼、韭菜、辣椒、胡椒等温阳之品，少食梨、黄瓜、藕、西瓜、荸荠等生冷寒凉食物，

(1) 羊肉：羊肉，性温。补体虚，祛寒冷，温补气血；益肾气，补形衰，开胃健脾；补益产妇，通乳治带，助元阳，益精血。可以缓解肾虚腰痛，阳痿精衰，形瘦怕冷，病后虚寒，产妇产后大虚等。能御风寒，对一般风寒咳嗽、慢性气管炎、虚寒哮喘、肾亏阳痿、腹部冷痛、体虚怕冷、腰膝酸软、面黄肌瘦、气血两亏、病后或产后身体虚亏等一切虚状均有治疗和补益效果，最适宜于冬季食用。暑热天避免食用。建议和料酒、生姜、胡椒、八角、桂皮等同时烹调，可以祛除膻味使得多数人可以享受羊肉的鲜美，并且增加温热的效果更好地补益阳气。

(2) 韭菜：性温，含有挥发油及硫化物、蛋白质、脂肪、糖类、B族维生素、维生素C等。有健胃、提神、温暖作用。根、叶捣汁有消炎止血、止痛之功。医药常常用于补肾阳虚，精关不固等。可做韭菜炒鸡蛋、韭菜羊肉饺子等。

(3) 姜：生姜和干姜，两者都是温热性质，而药效有差异。生姜发散的作用强，有一定发汗效果，走体表，并且和胃效果好，对于恶心呕吐的人特别适合。干姜的热性更强，温里的效果好。尤其适合脾胃虚寒，常年腹中冷而慢性腹泻的人，特别适合用干姜，效果非常明显。

(4) 花椒：花椒性温，味辛，有温中散寒、健胃除湿、止痛杀虫、解毒理气、止痒祛腥的功效；用于治疗积食、停饮、呃逆、呕吐、风寒湿邪所致的关节肌肉疼痛、脘腹冷痛、泄泻、痢疾、蛔虫病、阴痒等病症。和辣椒相配，促进食欲的效果明显。

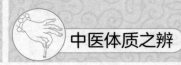

(5)桂皮：桂皮也叫肉桂，可以补元阳，暖脾胃，除积冷，通血脉。治疗很多寒性疾病，以及虚阳浮越，上热下寒。在炖肉时候加入桂皮，除了有去腥并加香的效果，同时可以消除猪肉本身的寒凉之性，有些吃了肥肉容易腹泻的人，加入肉桂则帮助更好地消化猪肉。

(6)白芷：白芷同样性温，并且缓解头痛。炖肉时候加入一片白芷，肉香四溢，芳香宜人。同桂皮一样，这些辛香料除了增加炖肉的味道使之非常好吃，同时帮助对肉的消化吸收，有益于人体健康。包括孜然、八角、茴香、丁香、草果、肉豆蔻、草豆蔻、砂仁、香叶等。

2. 草药　阳虚则补阳，补阳当防止伤阴。所以补阳当慎补，以防得不偿失。可选补阳祛寒、温养肝肾之品，如蛤蚧、冬虫夏草、巴戟天、淫羊藿、仙茅、肉苁蓉、补骨脂、杜仲等。

(1)附子：附子治疗阳虚的寒冷症状效果显著，但是由于其毒性，不可自行服用。其需要用少量，并且持续煎1小时以上。但在陕南部分地区，其挖出新鲜附子用非常讲究的方法煎煮一日一夜，后做凉菜食用。但也有个别煎煮过程中稍有不慎造成中毒事件发生。所以对于非专业者，不可自行使用。

(2)淫羊藿：又名仙灵脾，主治肾阳虚，对于阳痿、早泄、性欲下降及肾阳虚的腰部冷痛有较明显效果。男女均可服用，可以单味药泡水喝，一日10克。并且这个补肾阳的药物比市面上的牛鞭、鹿鞭等更温和有效，不良反应小，适合大多数人。

3. 药方及中成药　阳虚有很多成药，需要加以分辨选择。

(1)肾阳虚

①桂附地黄丸：在肾气虚部分提过，它也是治疗肾阳虚的良方。并且济生肾气丸，市面上商品名叫金匮肾气丸，比桂附地黄丸多了牛膝、车前子，对于肾阳虚伴有小便问题的较为适合。一些中老年前列腺增生肥大等导致的小便不利，很多符合肾阳虚的类型如伴有夜尿次数增多、腰痛等，可以服用金匮肾气丸。由于肾主酉时，在每天下午饭后服用一次即可。

②右归丸：右归丸补肾阳，而不同的是右归丸补养的作用更强，只是不如

桂附地黄丸补泻同施的配伍方法，有些人吃了容易滋腻碍胃，胃口下降，并且补不进去。

③龟鹿补肾丸：壮筋骨，益气血，补肾壮阳。用于身体虚弱，精神疲乏，腰腿酸软，头晕目眩，肾亏精冷，性欲减退，夜多小便，健忘失眠。口服，小蜜丸每次 4.5 ～ 9 克，大蜜丸每次 6 ～ 12 克，每日 2 次。具有补益气血阴阳之功，而以补肾阳为主。

(2) 脾阳虚

①附子理中丸：脾阳虚的腹中冷痛，或肚子非常怕凉稍微吃凉东西就腹泻的人，适合用附子理中丸来调养。里面的附子、干姜都有很好的温热作用，针对脾阳虚的泄泻。在用附子理中丸时候，要把握一个症状，就是吃不得凉东西。

②四神丸：四神丸是治疗一种特殊的长期慢性腹泻，鸡鸣泻。每天早晨 5 点左右起来并腹泻，多见于老年人。此为脾肾阳虚，治疗补脾温肾，用四神丸每日服用。

4. 穴位

(1) 关元、神阙：神阙就是肚脐，关元在肚脐下三寸。两者都具有补一身阳气的功能。由于两个穴位很近，在这两个位置放两片生姜，再用艾条对着两个姜片轮流悬空灸，以感觉不烫为准。一天一根艾条即可。

(2) 命门：命门位于腰部，第 2 腰椎棘突下。这是腰部承重力度最强的部位，也是腰痛常见的痛点，对于肾阳虚腰痛，直接艾灸这里，起到良好的缓解腰部冷痛的效果。并且，从神经的走向来看，艾灸命门同时对腹部对应的脏器有治疗作用，也治疗腹部冷痛。

(3) 八髎穴：八髎穴在骶椎，和下部的膀胱与生殖系统直接关联。若肾阳虚伴有小便不利、夜尿多、痛经、月经延迟、性能力下降、前列腺增生等，可以配合艾灸八髎穴。最好是和神阙、关元配合使用，一天仰卧灸神阙、关元，一天俯卧灸八髎穴。

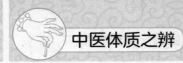

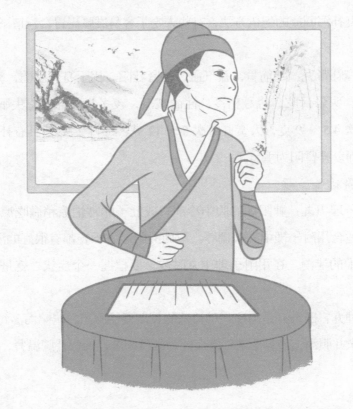

(4) 督脉：督脉是一身阳脉之海，主宰一身之阳气。其脉盛大，位于后正中线从会阴直到头顶再向前。大致位置就是后背脊椎一条线向上。可以艾灸、走罐、刮痧，从这里调理阳气以治疗和阳气有关的多种疾病，如发热，如精神情志类问题例如失眠，由于脊神经关联前面的脏腑所以也调节肠胃消化不良，以及全身经络的不畅。督脉也可以用艾灸，重点穴位为命门、腰阳关、大椎、百会等，也可以艾灸整个经络巡回灸。并且，平日多晒太阳，晒后背部，既可以防止面部晒黑，也可以从直接晒到督脉来补充阳气。

5. 药膳

(1) 当归生姜羊肉汤

材料：当归 30 克，生姜 50 克，羊肉 300 克。

做法：当归、生姜冲洗干净以后，用清水浸软，切成片，羊肉放入开水锅中微微烫一下，除去血水以后切片。然后把当归、生姜、羊肉放入砂锅中，加入清水、料酒、食盐，旺火烧沸后去浮沫，再小火炖至香味溢出、羊肉熟烂就可以了。

功效：此汤非常适合冬季养生，对冬天怕冷、手脚冰凉的人非常有效，有很好的补养效果，男女老少皆宜。经常吃可以冬天不怕冷。羊肉味鲜香，可再加入小茴香、八角等同炖。

(2) 山药菟丝子粥

材料：山药 30 克，菟丝子 10 克，粳米 100 克。

做法：菟丝子捣碎，煎水取汁，山药研成细末；与粳米共煮粥，粥熟加白糖，一次吃完。

功效：本方中菟丝子补肾益精，山药补脾肾。

(3) 苁蓉炖牛肉

材料：肉苁蓉 30 克（大便闭结者用 60 克），山楂 60 克，牛腿肉 400 克，干辣椒 3 只，花椒 8 粒，麻油 50 克（实耗 25 克），酱油、精盐、白糖、味精、黄酒各适量、大蒜、葱、辣椒粉各少许。

做法：将肉苁蓉煎两遍，留取过滤汁。花生油烧至八成热时，将牛肉丁倒入，炸至外表略脆时捞起。锅内留底油，投入干辣椒煸炒出香味，再放花椒、蒜片、姜片、辣椒粉炒一下，加酱油、肉苁蓉煎液、盐、黄酒，再倒入牛肉丁、山楂、加清汤适量，小火煨酥后开旺火收干汤汁，加味精，撒葱花，淋麻油装盘即可。

功效：补肾阳，益精血，润肠道。肉苁蓉是补肝肾的重要药物，也是历代医家推崇的延年益寿药。肉苁蓉味酸、咸，性温，质地滋腻，性柔而不燥，补而不峻。非常适合肾阳虚衰，精血不足所致的阳痿，遗精，白浊，尿频余沥，腰酸腿软，耳鸣眼花，肠燥便秘等病症。山楂有很好的健胃作用，两者相配可使苁蓉的滋补作用充分发挥，牛肉味甘，性平，具有补脾胃、益气、强筋骨作用。此药膳，是先后天兼顾、脾肾双补的抗衰延寿佳品。

(4) 韭菜白米虾

材料：韭菜 200 克，白米虾（或虾仁）100 克。

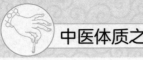

做法：共炒，加少量食盐。

功效：常服食，可补阳虚。

(5) 板栗山药粥

材料：板栗 20 个，山药 100 克，粳米 100 克，糯米 100 克。

做法：大米和糯米浸泡 1 小时，水开后，放入大米和糯米煮，煮开后转中小火煮，煮 20 分钟后加入剥皮的栗子和去皮切断的山药一起煮 30 分钟至黏稠即可。

功效：板栗、山药都是温补脾肾阳气的佳品，并且性温和，口感醇厚。吃了后温补脾肾阳气，对于慢性泄泻便溏的患者是长期养胃的佳品。

6. 茶饮

(1) 干姜红糖水

材料：干姜 10 克，红糖 15 克。

做法：干姜切片或剁碎，入水煮开，小火煮 10 分钟，放入红糖，再煮 10 分钟即可。

功效：生姜红糖水是家庭常用药膳。而把生姜换成干姜，则其功

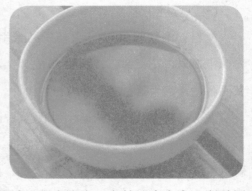

效又有另一片天地。干姜比生姜的温热效果强大许多，尤其治疗内寒，所以用这个煮水，对于脾阳虚长期便溏的人，作用非常明显。

(2) 其他：红茶（祁门红茶、金骏眉、正山小种）、红糖姜茶、大枣姜茶。

7. 运动　阳虚的人运动应当循序渐进，进行一些舒缓柔和的运动，如慢跑、散步、打太极拳、做广播操。运动不宜过猛，也不宜过久，以微微汗出，略觉乏力为度。并且在运动出汗之后，应当注意避免汗出当风或突然脱衣服，并到了室外冷的环境当添加衣物。阳虚的人运动最好选择户外运动，以白天为宜。阳虚的人可以温泉、桑拿等来温暖身体，也不可过度频繁。但是有一点需要注意，在冬季应当减少这些次数，尤其阳虚的人，冬季应当避免桑拿、按摩、大量出汗的运动、汗蒸、温泉。"冬不按跷，春不温病"，冬季养生最重

要的原则就是顾护阳气，这些出汗的、毛孔张开的项目都不适宜在冬季这样收敛阳气的季节来进行。会导致阳气外泄，阳气更虚，到了春季则免疫力下降，容易感染细菌、病毒等导致感冒、发热等。

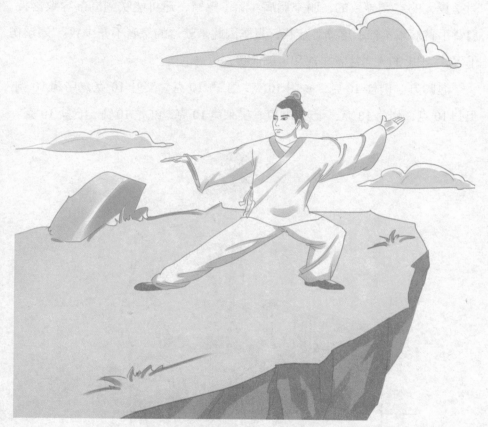

8. 起居　阳虚的人最应当注意身体的季节就是寒冷的冬季，在冬季进补来增加阳气，在冬季避免按摩、温泉、桑拿或剧烈运动来顾护阳气。阳虚的人秋冬应避寒就温，春夏培补阳气，多日光浴。阳虚的人非常适合晒太阳，充足的日光对阳虚的人来说是非常好的天然补阳原料，背对阳光，晒整个背部尤其督脉，对于心阳虚、肺阳虚、肾阳虚都有明显的效果。阳光的效果不仅仅是感觉温热那么简单，阳光对褪黑素等体内多种内分泌系统有良好的调节作用，并促进维生素D的合成以促进钙的吸收，多晒太阳使得精神焕发、精神振奋，心情也逐渐乐观阳光起来。当然，多晒太阳也不是说就可以夏季

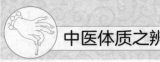

正午烈日当头去阳光下暴晒，一切调养以人舒适为度，不可强迫自己过度晒太阳，也不可强迫自己运动。夏季天热时对阳虚的人来说好过一些，但是当小心空调，尤其是睡觉的时候避免受寒。不少人的感冒并不是在冬天得的，而是夏天的空调导致的，叫空调病。除了感冒，还可能吹到局部导致落枕、肩背手臂麻木不仁、疼痛等症状，夏季因此来就诊的患者不在少数。"寒湿伤于下，"阳虚的人当注意腿部和足部保暖，适当泡脚。

泡脚方：肉桂 10 克，香附 10 克，丁香 10 克，艾叶 10 克，乌药 10 克，当归 10 克，川芎 10 克，干姜 10 克，吴茱萸 10 克，红花 10 克，食盐 10 克。

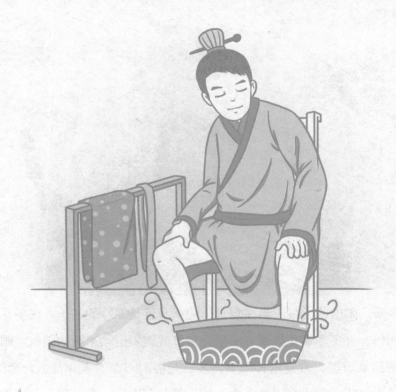

每次泡脚 40 分钟左右，勿太长。注意添水不要凉。此方适合冬天手足冰凉的人，尤其睡觉时一夜都暖不热脚的人，睡前泡一泡，有温阳活血、行气通络的功效。

痰湿体质 —— 体胖心也宽

　　如果说阴虚体质是一派干旱缺水的风貌，那么痰湿体质就好比沼泽湿地，潮湿黏腻的样子。潮湿阴霾的天气总是缺少阳光，潮湿的角落总是存在于阳光照不到的地方，痰湿体质的形成也和阳气不足有着千丝万缕的联系。连绵阴雨带来的水汽需要烈日照耀而蒸发消散，那么痰湿体质也同样，除了燥湿利水还需要增加阳气的温化。这就是我们的痰湿体质，黏腻迟缓，肥胖重浊，就像一只蜗牛。

　　痰湿体质是由于人体脏腑功能失调，易引起气血津液运化失调，津液运化失司，精微物质运行输布障碍与转化失调，水湿停聚，聚湿成痰，迁延日久而逐渐形成的以黏滞重浊为主的体质类型。这里痰的概念，并不是我们日常所说的喉中之痰。中医学的痰的概念有广义之痰和狭义之痰，平素喉中咯出之痰为狭义之痰，痰湿体质所说的是广义之痰。广义之痰指的是水液的停聚，在致病因素的影响下，水液代谢的相关脏腑如肺、脾、肾、三焦功能失调，以致水津停滞聚集，其聚而质稀者为"饮"，聚而质稠者为"痰"。痰阻心脉，可出现胸闷、心悸；痰迷心窍，可见昏迷、痴呆；痰入扰心，可致失眠、惊恐；痰停于胃，则恶心呕吐；痰浊上犯头部，可引起眩晕；痰阻于胞宫，可见白带多、月经不调和不孕；痰在咽喉，又可出现咽部梗阻及异物感；痰阻皮下，常见肿块、结节、肢体麻木或半身不遂等。还有一些"百病皆生于痰""顽疾从痰治"的说法，痰湿可以存在于人体多个部位，导致多种疾病。简而言之就是水液代谢和不循常道的水停留在身体的某个部位，从而影响局部功能，导致局部或全身病变。

　　痰湿体质的形成与先天禀赋有关，也与后天饮食、生活习惯、居住环境等密切相关。《泰定养生主论》曰："父母俱有痰（疾），我禀此（疾），则与生俱来也。"亲代为痰湿体质，则子代痰湿体质的概率也更大。《素问·通评虚实论篇》中说："消瘅、仆击、偏枯、痿厥、气满发逆，肥贵人，则膏粱之疾也。"

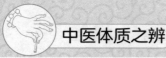

其中肥贵之人说的是那时候有钱又吃得多的胖子，其体质为痰湿，由于过食膏粱厚味，饮食油腻，高糖高脂肪高蛋白，而生糖尿病、中风等疾病。吴谦亦记载有："痰者，水谷之津液不能四布，留于胸中而成者也。多因饮食无节或过食厚味，脾胃不能运化而生也。"李东垣的《脾胃论》中指出："饮食失节，过嗜膏粱酒醴，则影响脾胃的运化功能，致使痰湿内停。"这些都表明，饮食过于甜腻，营养过高，容易湿浊困脾阳，脾运化受阻而津液不化，而逐渐形成痰湿体质。地域也是影响痰湿体质的重要因素，大家都有体会，楼层低的屋子里湿气重，阳面的屋子较为干燥。不同的城市、地貌，其空气湿润程度有明显差异。我国华中、华东以及华南一带，气候温暖潮湿，也影响人的身体导致痰湿体质。痰湿和肥胖关系密切，有研究发现痰湿体质者肥胖发生率为73.37%。并且痰湿体质的胆固醇、三酰甘油、极低密度脂蛋白、血糖显著高于非痰湿体质。

痰湿体质的人占人群6.29%。以体型肥胖、腹部肥满、口黏苔腻等痰湿表现为主。痰湿体质受富贵病青睐，心宽体胖是这类人最大的特点，腹部松软肥胖，眼睛浮肿，困倦乏力，四肢沉重。痰湿体质的人性子较慢，不骄不躁，温和稳重，善于忍耐，遇事不惊，善于担当，办事稳妥，抗压能力强，适合做领导、管理人员。

你是不是痰湿体质

痰湿体质的特征：体形偏胖，腹部肥满松软，多汗且黏，精神疲倦、懒动，身重不爽，嗜睡；爱吃甜食或者肥腻的食物，口中黏腻，恶心呕吐，腹胀，吃的不算多却容易胖。大便常常黏滞不爽，小便不畅或浑浊；胸闷、咳喘、痰多；女性白带质稠量多。舌胖、苔白腻；脉濡而滑。性子不急躁，敦厚沉稳，心宽体胖。痰湿体质的人容易患高血压，糖尿病，肥胖症，高脂血症，哮喘，痛风，冠心病，代谢综合征，脑血管疾病等。总而言之，就是体内的水多了，停留在身体每一个部位。虽然说人是水做的，水为生命之源，但是水分过多就是这样的情形，黏滞迟缓，代谢和功能都在下降。

上述这些症状一般不会完全出现在同一个人身上，若是感受不够明显，或者难以确切的判断，我们可以抓住其中一点，就是看舌头。如果你的舌头比别人胖大，或者舌头边缘有齿痕，舌苔白而布满了整个舌面，甚至伸舌欲滴下口水。这种情况十有八九就是内有痰湿了。同样，痰湿也分脏腑。由于痰湿和水液有关，而中医学认为，水液代谢主要和肺、脾、肾三脏关系密切，和三焦、膀胱的气化有关，故在机制和调理上离不开这些脏器。我们还有一句话，"肺为储痰之器，脾为生痰之源"，说明了痰的表现和根源。根据痰湿的部位不同，常见的痰湿类型有痰湿蕴脾、痰湿蕴肺。

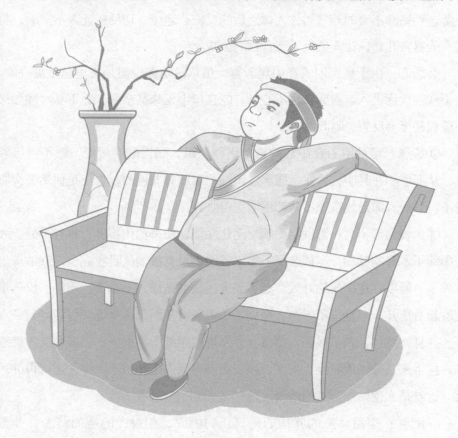

1. 痰湿蕴脾

(1) 主要表现：痰湿蕴脾是痰湿体质中最常见的类型。由于脾主四肢肌肉，全身的痰湿症状如肥胖、倦怠乏力都和痰湿蕴脾有关系。由于脾喜燥恶湿，痰

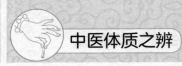

湿也最容易侵犯伤及脾胃，导致脾胃功能下降的一系列症状，也就是消化道的一系列症状。从饮食口味到腹中感受，到大便小便，整个程序受到痰湿黏滞的影响从而变得缓慢黏滞。主要表现为口中黏腻，食欲差，恶心，腹胀，大便黏滞不爽，肥胖，倦怠懒言，嗜睡，舌胖大苔白腻，脉象滑、缓。

(2) 痰湿蕴脾辨识要点

①口中黏腻：脾虚有湿会表现在胃口上，而食欲不佳没胃口也是痰湿蕴脾的表现，但并非典型有痰湿特征。痰湿蕴脾的人除了食欲有所下降，还会感受到口腔内部黏糊糊的不利索，还有些口中无味，吃什么都没味道。这非常符合痰湿这种黏滞不爽的邪气居住人体之后的反应，迟缓一切反应让人不灵敏，封闭一些感官孔窍，让人感受不到食物的美味。

②恶心：由于痰湿附着在中焦脾胃，虽然没吃多少但是胃里总是满满的，并不欢迎食物进入。看到食物不心动，吃在口中无味甚至恶心，下咽时候如果不顺利甚至会反胃、呕吐。

③腹胀：湿浊附着在中焦脾胃，阻碍气机，肠胃蠕动缓慢，气不得已顺下，从而堆积在其中，胃胀、腹胀。湿浊的腹胀并非剧烈，也不是偶然一次胀得不可忍受。而是经常饭后腹部逐渐觉得胀，

④大便黏滞不爽：湿浊阻碍脾胃运化功能，使得消化不良，水谷不分。大便中除了本身的糟粕，还掺杂了很多水谷精微没有被消化吸收完全，就被排出体外了。所以，在排便的时候，感觉到大便软而黏滞，不畅快，不能一口气排完就起身离开，总是排不干净，排完了仿佛还有东西，再坐许久可能等到一点点。并且，肛门上粘了很多，擦拭时会发现卫生纸上粘很多，擦很多次才能擦净。接下来，冲厕所时候也发现，冲一次而马桶内还粘着不干净，还得再冲一次。这就是大便黏滞不爽的情景。

⑤肥胖：痰湿体质的胖指的是真正的肥胖，相对应的瘦的概念并非很多，年轻女性追求的"好女不过百"、骨感、腿细腰细V字脸。由于现在很多女性都在减肥，都觉得自己胖，这些胖并非真正意义的胖，也距离痰湿体质较远，也就不是通过调理痰湿体质的方法可以减下去的肥。痰湿体质

的肥胖，是以脂肪为主的肥胖，以腹部、腰部、腿部为主的脂肪组织，凸出赘余，色白而软的肥胖，这才是痰湿在躯体部位的表现。肌肉为主，结实有力，发力时都是硬块的，虽然这类体型的人并非纤瘦的体型，但是绝非痰湿体质的肥胖。

⑥倦怠懒言：由于痰湿阻遏阳气，人则乏力而不想说话，不想动。湿浊又很沉重，增加了行动的负担。很多胖的人都会觉得体虚，因为浑身没劲。

⑦四肢沉重：脾主四肢，脾经湿浊内蕴则四肢沉重。四肢本是人体肌肉力量的主要部位，感觉到沉重也以四肢较为明显。这种感觉就像是从游泳池里刚上来感觉自己很沉，被水泡了似的那种沉重感。这种感觉一个是沉重，一个也说明了四肢力量下降。

⑧嗜睡：与失眠相反，嗜睡是睡眠过多，并且睡不够的感觉。一天 8 小时，正常人都会睡的充足。而痰湿体质的人由于湿浊阻碍了阳气，阳气不足而精神不振。每天感觉乏困，瞌睡，睡了依然不解乏。严重者，整个人都浑浑噩

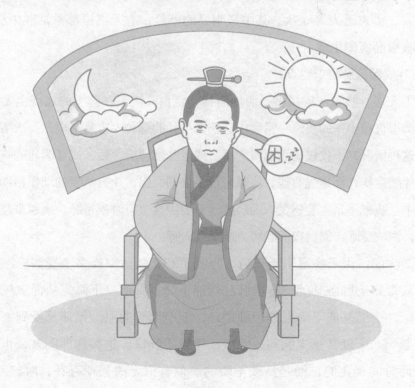

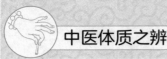

噩，反应迟钝，甚至不分时间场合都能睡着。人可以叫醒，叫醒后还会不知不觉睡着。

⑨舌胖大苔白腻：舌象本是专业医生才能准确辨识的。但痰湿体质的舌象较为典型，容易辨识，也针对性较强不易与其他体质相混杂。舌胖大，是指舌头整个比较宽、厚、胖大。由于口腔内牙齿包围在舌头周围，舌头胖大则与牙齿较为拥挤，通常情况下，牙齿会在舌头边缘挤压出一个一个的齿痕形状。由于痰湿体质的水分过多，这样的舌头相比水少而灵活的舌头，也更容易被塑形，所以胖大的舌头常常与齿痕相伴。再看舌苔，正常的舌苔为白色薄薄一层。痰湿体质舌苔的白色满满的盖在舌面上，有的舌苔很厚，很紧密的盖在舌面，有的看起来就有很多水分，快要滴下来的样子。

2.痰湿蕴肺

(1) 主要表现：痰湿蕴肺是以喉中痰多为主要表现的痰湿类型。肺为水之上源，痰湿阻遏于上焦，则表现出咳嗽、痰多色白质稀、气喘、胸闷、少气懒言、倦怠乏力等症状。其中最明显的就是，有无感冒都常常喉中泛痰，没有咳嗽而痰即生成。

(2) 痰湿蕴肺辨识要点

①痰多、咳嗽：痰量多，质地清稀，色白。痰湿在肺上的表现主要就是通过肺里直接出来的痰。经常喉中有痰，很稀的那种，容易咯出，一次咯出很多。这种情况并不仅仅见于感冒之后，或者肺部感染之后，或者明显的咳嗽之后的伴随症状，而是先有痰，痰越来越多上涌而出，才有咳嗽的动作帮助它排出喉中。咳嗽不是主要感受，而痰才是首要困扰。有时候平卧，痰越来越多的上涌，影响睡眠，需要夜间吐痰方能继续入睡。

②胸闷：由于痰湿阻于气道，呼吸不利，气体交换多少受到影响。并且，痰湿影响肺脏功能，造成肺脏功能下降，肺通气下降，从而氧气吸收不足。加上肺功能下降影响心肺循环，整个胸腔的血液循环都受到一定程度的影响。所以会感觉胸闷，憋气，呼吸不畅快。这种胸部闷塞，也并非明显而时间确定的，而是持续不断的、似有似无的长期存在，时轻时重。

尤其痰多的时候，睡眠时痰蓄积多了则更加明显，吐出来后会缓解一些。天气冷、湿度大的阴雨季节则明显，干燥而温暖的晴天有所缓解。

③倦怠乏力：倦怠乏力是痰湿的共同症状，肺部痰湿的倦怠乏力也是常常处在乏困无力的状态，运动则明显，稍微活动则气喘。

痰湿体质怎么办

痰湿体质除了身体健康以外，关于减肥的话题也许更加引人瞩目。减肥的理念深入人心，男、女、老、少、胖、瘦、强、弱都想减肥。除了减肥可以令身体健康、减少疾病、增加寿命、提高身体素质等，更多的人倾心于减肥可以塑造美好的身材，迷人的背影，好驾驭各种漂亮的衣服，尤其是女性。所以很多人只是微胖的迷人身型，或是根本不胖的正常体型，甚至只是不够纸片一般单薄消瘦，就进入了减肥的行列。这就注定了很大一部分人的减肥期望是不切实际的，也是不会成功的或者会造成不良反应。从医学上讲，体型本身瘦弱无肌肉的人，应当适当训练而增加到一定量的肌肉，才是健康，也是健美。女性，作为一种雌性生物，本身的激素水平就决定了会比男性多一定量的脂肪分布，尤其在小腹部应当有一定量的脂肪。而脂肪比例过多，臃肿下坠凸出，并且是以软的肥肉脂肪为主，是应当减去的部分，这种类型多数属于我们的痰湿体质。身体不是简单的堆砌，体重也不是吃得多消耗少就增加，吃得少就减少这么简单，而是有一个调定点，把摄入和消耗做一个平衡。我们都有体会，常处于饥饿状态的人吸收会增加，而锦衣玉食精细喂养的人往往吸收功能并不好反而瘦。所以，单凭少吃饭，多运动，并不能如此简单地达到减肥的目的。

痰湿体质的人胃口通常不太好，多数还不如阴虚火旺的瘦人吃得多，但是却长成了胖子。所以，胖子并非贪吃造成，也不是懒得运动导致，而是基础代谢的缘故。我们不应当要求胖人必须终生坚持比多数人都单薄的低热量饮食来维持体型，相比之下，体型纤瘦的人群未必吃得少且运动多，总令人觉得世界不够公平。正确的做法首先是，观察自己的饮食是否肉类过多蔬菜过少，谷

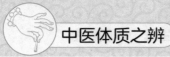

物纤维种类和量不够均衡。如果自己每天回锅肉、红烧肉、炸鸡薯条、黄油芝士真的多，而且每天坐屋子里不出去运动，这时候首先调整饮食运动，毋庸置疑，因为希望自己成为多吃不胖的类型确实是太高的期望。如果自己饮食还算健康正常，则没必要苛求低热量和过度运动，否则后期难以避免反弹，减了多少再长多少。这就是体质的问题，是基础代谢的问题，也就是我们痰湿体质的常见表现。所以，痰湿体质中肥胖的改善，也是从如果提高基础代谢的角度来着手。提高基础代谢、增肌、减脂，都是我们改变痰湿体质的重要手段。

1.**饮食**　对于肥胖的痰湿体质人来说，饮食对于减肥至关重要。不吃高热量、油腻、肥肉、奶油，吃少、吃蔬菜水果的观念深入人心。摄入热量一直被认为是控制我们体重的重要因素，很多人认为控制好每天的热量摄入就可以，至于吃的是什么不重要。而近年来研究发现，热量并不是等价的。一些种类的热量会压制食欲并促进能量利用，而另一些热量会促进饥饿和能量储存。一些食物热量不高但是扰乱代谢，促进肥胖，如果汁、面食、精谷物、低脂高糖酸奶，而一些食物热量丰富但是代谢健康，如坚果、果仁奶油、牛油果、橄榄、全乳制品。这么看来，全脂牛奶和低脂牛奶相比，全脂牛奶虽然脂肪多但是更健康，也不会促进肥胖。

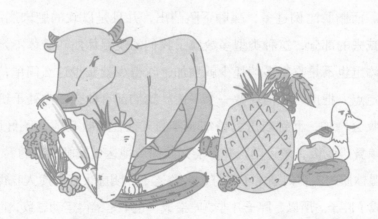

痰湿体质的饮食除了注重食物的选择搭配，还应当注重饮食的节律和量。饮食清淡为原则，控制食量，吃饭要吃八分饱。最好在有饥饿感时进食，无饥饿感进食量应更少些，不要暴饮暴食，吃饭速度不要过快，否则身体感觉到饱的时候实际已经吃撑了，而吃饭慢一点会更容易感觉到饱。必须吃早餐以提高基础代谢水平，不要吃夜宵。以清淡为主，多食健脾利湿化痰祛湿的清淡食物，常吃的食物可选冬瓜、荷叶、山楂、赤小豆、扁豆、绿豆、芹菜、黄瓜、海带、藕、白萝卜、葱、姜、白果、薏苡仁、莲子、蒜、海藻、海带、冬瓜、金橘、芥末等食物。水果可以多吃苹果、菠萝、猕猴桃、葡萄、草莓、山楂、柿子。肉蛋类可以选择牛肉、鸭肉、鸡肉、鲤鱼、鲫鱼、带鱼。少吃盐、糖，减少食物中的脂质含量。烹饪方法多用清炖、清蒸、水煮、凉拌等不必加油的烹调方法，避免油煎、油炸、火锅、烧烤，烹炸肥肉、甜、黏、油腻的食物更不可取。

(1) 冬瓜：冬瓜含维生素 C 较多，且钾盐含量高，钠盐含量较低，高血压、肾病、浮肿病等患者食之，可达到消肿而不伤正气的作用。冬瓜中所含的丙醇二酸，能有效地抑制糖类转化为脂肪，加之冬瓜本身不含脂肪，热量不高，对于防止人体发胖具有重要意义，还可以有助于体形健美。冬瓜性寒味甘，清热生津，消暑除烦，在夏日服食尤为适宜。

(2) 扁豆：健脾和中，消暑化湿。脾虚便溏、饮食减少、慢性久泄，以及妇女脾虚带下、小儿消化不良者食用；同时适宜夏季感冒挟湿、急性胃肠炎、消化不良、暑热头痛头昏、恶心、烦躁、口渴欲饮、心腹疼痛、饮食不香之人服食。其性平和，适合长期食用。可以在煮粥时加入。

(3) 薏苡仁：薏苡仁是一种谷物，也是一味中药。其健脾，补肺，清热，利湿。治泄泻，湿痹，筋脉拘挛，屈伸不利，水肿，脚气，肺痿，肺痈，肠痈，淋浊，白带。《神农本草经》将其列为上品，它可以治湿痹，利肠胃，消水肿，健脾益胃，久服轻身益气。有一定抗癌作用。一般用来煮粥喝。

(4) 莲藕：莲藕可以生吃以及熟食。生吃鲜藕能清热解烦，解渴止呕；如将鲜藕压榨取汁，其功效更甚。熟的莲藕性味甘温，能健脾开胃，益血补心，故主补五脏，有消食、止渴、生肌的功效，"主补中养神，益气力"。莲藕生用性寒，有清热凉血作用，缓解热症以及口渴。其健脾止泻，含有黏液蛋白和膳食纤维能与人体内胆酸盐、胆固醇及三酰甘油结合从粪便中排出，从而减少脂

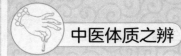

类的吸收。莲藕散发出一种独特清香，还含有鞣质，能增进食欲，促进消化，开胃健中，有益于胃纳不佳，食欲缺乏者恢复健康。藕的营养价值很高，有补益气血、增强人体免疫力作用。

(5) 山药：山药健脾利湿止泻补肾，缓解痰湿体质大便不成形的症状。可以炒菜吃，而煮粥、煮汤食用更利于其功效的发挥。以较小的铁棍山药为优品。

(6) 白萝卜：白萝卜价格便宜，其味寡淡而不被很多人所喜爱。而其有很好的通便、化痰、助消化、化气消滞、润肺功效。生食治疗咳嗽、便秘、腹胀等，煮熟后补五脏。很适合现代人油腻吃多了的情况来清清肠胃。其下气消食，除痰润肺，解毒生津，和中止咳，利大小便。煮食可治肺痿肺热吐血，气胀食滞，饭食不消化，痰多，口干舌燥，小便不畅，酒毒；生捣汁服食则可止消渴，治吐血、衄血，声嘶咽干，胸膈饱闷，大小便不畅。近年来发现白萝卜有抗癌作用，也是人体补充钙的最佳来源之一，以萝卜皮为主。

(7) 茶：乌龙茶（铁观音）、普洱茶、陈皮茶。

2.草药　如陈皮、茯苓、紫苏叶、佩兰等。

(1) 陈皮：陈皮是常见的中草药，也就是橘子的皮。陈皮是将橘子皮晒干、放置日久后的成品。味道辛香刺激。其理气健脾，燥湿化痰。用于胸脘胀满，食少吐泻，咳嗽痰多。帮助消化，相比茯苓而言补益的作用弱而化痰祛湿功效强。可以泡水饮用，加入冰糖则口感更佳。一些食品如九制陈皮等也是腌制好的陈皮，日常的消食药中不少都含有陈皮。

(2) 茯苓：茯苓是一味适合大众日常食用的中药，来源于真菌，类似蘑菇。性味甘淡平，入心、肺、脾经。健脾和胃，利水渗湿，宁心安神。可治脾虚湿盛，小便不利，水肿胀满，痰饮咳逆，呕逆，泄泻，淋浊，惊悸，健忘等症。性平和，味淡，适合煮粥或泡水代茶饮用。药性偏补，是普通日常祛除体内湿气的有效而安全的药品。

(3) 芡实：芡实的功效类似于茯苓，服用方法也一样。两者可以同时食用，或交替食用，相辅相成。

(4) 紫苏叶：紫苏叶功效散寒解表，理气宽中。用于风寒感冒，头痛，咳嗽，胸腹胀满。而在此痰湿体质中使用，主要是因为其对于恶心呕吐有明显作用。其善于化湿，解鱼蟹之毒，在一些城市常把新鲜的紫苏叶和水产类一同食用，以减少吃鱼导致的消化道不适。其性温，又理气，对于痰湿体质的恶心感觉和呕吐症状是日常调理的好方法。

(5) 佩兰：佩兰芳香化湿，解暑、醒脾和胃，清暑辟秽，可以治疗头晕、胸痞、呕吐及水湿内阻，感受暑湿、寒热头痛、湿浊内蕴、脘痞不饥、恶心呕吐、口中甜腻、消渴等证。气香如兰，佩戴它可以芳香辟秽，因此称为佩兰。性平味辛，用它做香枕，既有芳香化湿和抑菌消毒辟秽的作用，又具养血安眠之功效。因此，古时又称它叫"醒头草"。是一种非常适合贴身佩挂枕靠的有芬芳气味的药草。古代主要用于治疗暑湿、湿温及消渴等证。建议做成香囊放置衣柜中或枕边，或日常佩戴。

3. 药方及中成药

(1) 痰湿蕴脾

①参苓白术丸：参苓白术丸是健脾化湿的最常见中成药，而其针对的症状是大便溏或者大便黏滞不爽。对于便秘的人，即使脾虚有湿邪，也不建议服用。

②二陈丸：二陈丸是简单的化湿药物，不针对症状，只要符合脾虚湿盛即可日常调理服用。

(2) 痰湿蕴肺：三子养亲丸是化痰药物，针对痰多等症状。若痰多不明显则不建议服用。

4. 穴位　经络本身最主要的功能在于调理气机，因为其无形而并不擅长于补阴这样的有形之物。而无形有形相互促生，相辅相成，调节经络虽不可直接生成有形阴液，却可以促进阴液的化生和补充。

(1) 丰隆：丰隆是人体化痰之大穴。位于小腿外侧，腓骨小头和外踝尖连线的中点。对于痰湿蕴脾和痰湿蕴

←丰隆

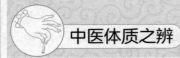

肺都有效果，也是减肥重要的穴位。可以日常按揉，建议艾灸，痰湿为阴邪，温阳化湿的效果更加明显。用艾条一端点燃，对准丰隆穴位回旋灸，以温热为度。每天半个艾条，每天艾灸一条腿，两腿交替进行。

(2) 阴陵泉：阴陵泉是足太阴脾经穴。位于小腿内侧，膝下胫骨内侧凹陷中，与阳陵泉相对。健脾利水，是人体利水的主要穴位。主治腹胀，泄泻，水肿，小便不利，白带过多等水湿内停证。同丰隆，除了日常简单按揉，建议艾灸以温化水湿。每天半根艾条，不烫为度，两腿交替。

(3) 三阴交：三阴交是足太阴脾经、足厥阴肝经、足少阴肾经交汇的点，位于内踝尖上方 2 寸距离，也就是四个指头的宽度。同样可以按揉和艾灸。三阴交除了利水，对妇科方面的帮助也较大。

(4) 足三里：足三里位于外膝眼下 3 寸，胫骨旁开 1 寸。足三里是补气大穴，在痰湿体质提到，一方面是由于痰湿体质本身的阳气不足为本，在祛湿的时候当兼顾补气，标本兼治。另一方面，痰湿蕴脾的人，容易腹胀。在饭后腹胀发作的时候，重按足三里，会加快肠蠕动，若按的准确有力，能迅速缓解腹胀。这是一个速效的方法。

5. 药膳

(1) 薏苡仁粥

材料：薏苡仁 30 克，粳米 50 克。

做法：薏苡仁和粳米浸泡 1 小时，共同煮粥。

功效：薏苡仁单独煮粥会水米分离，口感不佳。并且其质地硬，药性也硬，性凉，不利于消化，单独食用日久反而伤胃。所以须配合大米一起熬粥，既可以取其利湿的功效，又能兼顾口感以便于日常服用。

(2) 黄芪山药薏苡仁粥

材料：黄芪、山药、薏苡仁各 20 克，粳米 50 克，糖适量。

做法：浸泡所有材料 1 小时，加水用火煮沸后，再用小火熬成粥。

功效：健脾益气，化湿利水。比薏苡仁粥多了一些补气的材料，补益的作用更强，适合体虚的人服用。

(3) 茯苓芡实粥

材料：粳米 40 克，茯苓 15 克，芡实米 20 克。

做法：茯苓和芡实煮熟透，加入粳米煮至粥成。

功效：健脾利水，用于痰湿体质日常食用，并有一定减肥功效。

(4) 四仁豆粥

材料：薏苡仁、红小豆各 20 克，冬瓜仁、白扁豆各 15 克，苦杏仁、豆蔻仁各 5 克，粳米 100 克。

做法：将薏苡仁、红小豆、白扁豆先用水浸泡约 1 小时；苦杏仁、豆蔻仁、冬瓜仁分别打成药粉后拌匀；粳米淘洗干净，加入浸泡好的薏米仁等，加清水入锅烧开后改小火，熬至稠烂时加入药粉搅匀即可。

功效：健脾渗湿，利水化痰。但过敏者慎用苦杏仁、豆蔻仁，痛风患者慎用红小豆，脱水者忌用冬瓜仁。

(5) 冬瓜茶

材料：冬瓜 1500 克，冰糖 150 克，红糖 150 克。

做法：冬瓜洗净，全冬瓜切碎，倒入红糖搅拌均匀，腌制 30 分钟待汁液渗出。入锅大火烧开，加入冰糖。小火慢熬至汤汁逐渐浓稠。过滤掉残渣，汤水放入冰箱冷藏后味道更佳。

功效：适合夏日饮用，口感极佳。清热解暑利尿。

(6) 薏苡仁茶

材料：薏苡仁 20 克，冬瓜仁 15 克，冰糖适量。

做法：将薏苡仁洗净，用水浸泡约 1 小时，入锅用大火煮至八成熟；将冬瓜仁研成末倒入搅匀，加入冰糖，稍煮片刻即可。

功效：消肿利尿，降压嫩肤。

(7) 白萝卜生姜汁

材料：白萝卜 200 克，生姜 15 克，蜂蜜少许。

做法：将白萝卜切块，生姜切小丁，放入容器，加入蜂蜜一并用搅拌机搅碎。过滤掉其中的残渣，只取汁液，兑入开水中服用。

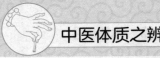

功效：消积化痰，用于饮食过于丰盛而伤胃后调理。

(8) 金橘皮白糖粥

材料：金橘2个，大米、小米各适量。

做法：将金橘在流动水中冲洗并浸泡，将橘皮切成丝备用。倒入煮粥的煲锅一同煮，快熟时加入适量冰糖或白糖拌匀即可以服用。

功效：金橘具有理气、止咳、化痰、消食、解酒的功效。金橘80%的维生素C都存于果皮中，维生素A含量丰富，更能理气止咳、健胃、化痰、预防哮喘及支气管炎。

6. 茶饮

(1) 甘蔗荸荠陈皮水

材料：甘蔗100克，荸荠150克，陈皮30克。

做法：甘蔗切小块，荸荠洗净，加入陈皮一起放入水中，烧开。大火煮开转中小火煲制2小时左右。

功效：健脾和胃化湿。口感清香，服下后肠胃感到舒适。

(2) 苦荞茶：苦荞茶尤其适合糖尿病患者服用，可以产生类胰岛素作用而降糖。糖尿病患者多数属于阴虚燥热体质。可以日常服苦荞茶降火，降糖。

7. 运动　运动对于痰湿体质来说和饮食同样重要。饮食是控制摄入热量，运动是调节基础代谢，增加消耗。痰湿体质者的运动，可以通过出汗排出多余水分，调畅人体气机，加速血液循环，使停滞在体内的水湿运转起来，从而气化排出。在运动中，减少脂肪的同时，增加肌肉量也是非常重要的。很多人由于运动的不足，肌肉量很少，从而基础代谢上不去。增加肌肉的量，也就增加了人体的力量，增加了消耗热量的部门，有利于在改善体质后长久的保持。增加肌肉量，也就增加了血供的量和外周循环的量，肌肉壮满的人也很少气血虚弱。肥胖导致健康下降、患病和死亡风险增高的主要途径也是代谢综合征，如中风、糖尿病、高血压、高脂血症、高尿酸等一些疾病的风险增加。

建议采用有氧运动。如散步、慢跑、球类、武术及舞蹈等，循序渐进，逐渐加强，汗出舒畅为准。对于痰湿体质的人来说，气血运行通畅，痰湿之邪也不易留滞。特别是中国传统保健功法如太极拳、易筋经、八段锦等是通过疏通气血经脉、调理脏腑功能以增强体质、预防疾病、防老抗衰、调治亚健康状态。活动量应逐渐增强，让疏松的皮肉逐渐结实致密，逐渐减脂、增肌从而改变体质。

8. 起居　痰湿体质内湿应当远离外界潮湿。尽量选择高的楼层居住，窗子宽敞明亮，室内采光充足，居住南向的房间。因为楼层低以及光线弱的环境，潮湿会非常明显，并且屋内的菌群数量和种类也大大高于干燥明亮有阳光的房间。按时作息，避免睡眠不规律加重嗜睡的倾向，并让清晨阳光照进屋子里，用光线来唤醒，有助于褪黑素的消散和肾上腺素轴的觉醒，以缓解精神不振的状态。痰湿体质的人在阴雨季避湿邪侵袭；用烘干机或者吹风机保持床单和衣物的干燥。衣着透气，选择棉麻丝绸天然纤维材质的衣服，宽松舒适。

多进行户外活动。由于痰湿是阴邪，遇阳光则消散。经常晒太阳或进行日光浴，尤其是春季阳气升发之时，日光对自身阳气的鼓舞和湿气的消散都有帮助。

9. 情志　痰湿体质的人情绪本身比较稳定，较为安逸乐观，宠辱不惊，抗压能力强，相比别的类型有较少的烦恼，所以心宽体胖。也有一部分痰湿体质的人阳气过少，性格内向而情绪抑郁。根据《黄帝内经》"喜胜忧"的原则，痰湿体质者应一方面用积极的方式来舒畅情绪，如多参加社会活动、多看富有积极意义的电影，多读积极的、富有乐趣的、展现美好生活前景的书籍，在日常生活培养业余爱好，转移注意力，以使气机调达，水液代谢正常。容易神疲困顿者，要多参加各种活动，多听轻松音乐，以动养神。心理治疗专家认为，音乐能改善心理状态。如胃肠功能减退引起的消化不良，以及各种神经因素引起的精神性厌食等，音乐治疗可选以优雅、亲切、温和为主，如《三六》《霓裳曲》等

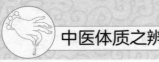

湿热体质 —— 发酵和堆积

　　湿热体质大约是这么多种体质中看起来最壮实的一种，属于有余而非不足，邪实而非正衰。也是这些体质中最忌补的。健康的人除了正气满满，生机焕发，还应当清净整洁、内外通透，而非"浊"之象。湿为阴邪，热为阳邪，二者交织缠绵在一起，如油和面，难解难分。潮湿闷热的环境中，东西发酵腐败，气味难闻。同样，湿热体质会表现为口臭、汗臭味大，汗液发黄，皮肤油腻，容易感染化脓，小便黄、味道大，大便难闻，下体外阴异味较大，白带色黄，口苦，烦躁易怒等。湿热体质看起来各项功能旺盛，生机勃勃，代谢旺盛，却容易滋生各种细菌病毒，酝酿生毒素，出现一些来不及被清洁的代谢产物，也容易堆积很多广义概念上的体内的毒素和垃圾。市面上一些产品以排毒为关键词，很多对应的是湿热体质中的代谢产物等堆积的状态。虽然排毒的概念并非像很多广告宣传中那么广泛和确切，这里的毒素包括了一些脂肪、自由基，也有非正式名词像"宿便"里的氨类以及尿素、尿酸等。但是湿热体质会酝酿很多物质堆积体内形成垃圾，导致代谢紊乱，以及滋生多种变证，妨碍人体清透和敞亮。

　　同其他体质一样，湿热体质的形成和先后天都有关系。后天关系中如地理环境、气候特点、人们的饮食习惯、长期烟酒等，都会导致湿热内蕴而逐渐成为湿热体质。从地形气候来看，南方属火，火热炎上。岭南背靠南岭，前濒南海，地势低，受东南暖湿气流影响。一方面靠海而水气重，南岭阻挡北方干燥的空气，光、温度、水齐聚导致又湿又热。饮食方面，饮食油腻、热量高，煎、炸、烧烤、火锅，都会导致湿热体质的发生和加重。海鲜、河鲜湿而滋腻生痰，肥肉、内脏脂肪丰富，加上奶油、黄油、芝士、炸鸡等，都是高热量油腻的食物。这在《黄帝内经》称为膏粱厚味，《素问•奇病论篇》中提及："肥者令人内热，甘者令人中满。"这些膏粱厚味皆是提供脾胃酝酿湿热的条件。《素问•生气通天论篇》"高粱之变，足生大丁"，说的是吃肥甘厚味太多导致足部溃烂，类似于现代糖尿病足。《素问·六元正纪大论篇》"四之气，溽暑湿热相薄，争于左之上，民病黄疸而为胕肿"，饮酒和吸烟也是生湿热的重要因素。汉代张仲景描述了"酒客""酒客不喜甘"，说喝酒的人内有湿热。《景岳全书·本草正》强调烟为纯阳之物，阳气盛、多躁多火之人最不宜用。烟草辛热，助阳生热酿毒，肺胃气机不利而内生浊邪、湿热生毒。现代都市人普遍生活节奏快、工作压力大，并缺乏锻炼。运动不足，气机不畅，难以蒸化。摄入过多，加重机体负担，代谢紊乱。压力导致情绪抑郁，气机闭塞，之后又借酒浇愁，思虑、焦虑生内火。并且，滋补不当也容易促成湿热体质。补阳气以及滋阴的药物易酿生湿热，对于湿热体质的人雪上加霜。这些共同导致了很多湿热体质的形成，从表面就能看到不少，油光满面、青春痘、痤疮等，浑浊而清透不再。

湿热体质占人群比例大约为 9.88%。其形体偏胖或很瘦，面垢油光，易生痤疮，口苦口干，身重困倦，口臭，体味大，大便黏滞不畅或燥结，小便短黄，男性易阴囊潮湿，女性易带下增多。不论外形、内环境，还是分泌物和排泄物都比较"浊"。湿热体质的人易感皮肤病、泌尿生殖系统、肝胆系统病，如脂溢性皮炎、酒渣鼻、痤疮、毛囊炎、疮疖肿毒、股癣、脚癣等，过度疲劳时较易患泌尿生殖系统感染性疾病，如膀胱炎、尿道炎、肾盂肾炎、盆腔炎、宫颈炎、阴道炎等。湿热煎熬易生结石类，如肾结石、胆结石等。湿热体质的人性格急躁易怒，也容易压抑，相比阴虚体质的急躁焦虑，湿热体质的人更多的是直接发怒。湿热体质的人平日里斗志昂扬，争强好胜，不甘于人后，表现出更多的竞争意识。这种性格在做事时候有优势，较为峻猛，一鼓作气，势不可挡地开拓进取，以刚克刚，冲撞出一片天地。

你是不是湿热体质

湿热体质的特征：形体偏胖或很瘦，皮肤油腻，脸上易生痤疮，肤质粗糙，肤色不均，有色斑，发油腻，毛孔粗大，肤易瘙痒，易发湿疹。眼睛分泌

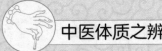

物多而清澈。鼻头红赤，龈红齿黄，口苦、口臭、口干，口中黏腻，口气大，汗味大、体味大，大便黏滞不畅，异味大或燥结，小便短黄，男性易阴囊潮湿，女性易带下增多，黏稠而黄，异味大。时有胸闷，食欲不好，胃口一般，容易反胃、恶心，口渴不想喝水，一喝就感觉肚子胀。身体发热，皮肤发烫，用体温计量没有异常。或者手心、脚心常出汗，然而过一会皮肤、身体就恢复正常。身重困倦，脾气急躁易怒。

湿热体质带来的皮肤问题是很多爱美的女性最忌讳的，总感觉自己不干净，一天不洗澡身上就有异味甚至狐臭，皮肤暗沉粗糙、毛孔粗大、水油不平衡、易生青春痘，距离光滑细腻、水润亮白、吹弹可破的理想颜值遥不可及。用滋养类护肤品如精华之类很容易爆痘，粉底等也容易堵塞毛孔形成暗疮等，甚至洗面奶不合适都会长痘。而化妆品用合适了，也难以真正解决皮肤问题，因为根源在于体内的湿热之气太重，必须改变体质才能真正解决皮肤和美容的问题。由于湿热煎熬，就像水壶里的水煮久了一样，容易生水垢，胆结石、肾结石、输尿管结石等患者往往是湿热体质。湿热体质除了这些典型表现，还可以细分为脾胃湿热、肝胆湿热、膀胱湿热。

1. 脾胃湿热

(1) 主要表现：主要影响的是消化功能。可见口气重，脘腹痞闷，纳呆呕恶，反酸烧心，大便黏滞不爽，肢体困重，或皮肤发痒，舌质红，苔黄腻，脉濡数。脾胃湿热的人，面部痤疮往往表现在鼻子上，鼻翼部位油光，如酒糟鼻等。

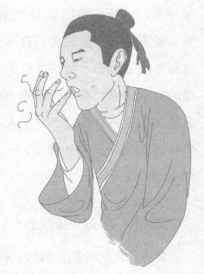

(2) 脾胃湿热辨识要点

①口气重：即使没有吃夜宵，或前一天晚上没有吃海鲜、火锅、烧烤、油炸等难以消化的食物，早起口中也有很重的异味，自己都可以闻及。口中浊气，酸腐，甚至臭秽，刷牙则缓解，过一阵又恢复少许

异味。有些严重者，不只是早上，而是一整天都是口中异味，严重影响个人形象和人际交往。口中异味说明消化不良，而腐败的气味是湿热酝酿的典型结果。

②脘腹痞满：湿热阻滞气机而胃中胀满不舒。湿热如同胶着一样黏附堵在脾胃，影响消化功能，也影响食欲。表现为胃胀，腹胀，并且不仅仅见于饭后消化不良的腹胀，而是平时整个腹部就容易凸起，时胀时减，缠绵难愈。

③恶心：湿热蕴结于中焦，占据了胃里本该容纳食物的空间和能量，阻碍脾胃气机升降，从而当降不得降；不降则积滞或上逆，看见食物，尤其是油腻的食物则毫无食欲，甚至恶心、呕吐。

④大便黏滞不爽：湿热蕴脾的大便黏滞不爽和痰湿蕴脾的大便黏滞有类似之处，但也有所不同。湿热蕴脾的大便黏滞，也是排出时感觉黏滞，感觉排不干净，排完了还觉得没排完似的。擦拭的纸巾上同样黏着很多大便，需要更多的纸才能擦干净。冲了一次还有一些大便的痕迹粘在马桶内，需要反复冲马桶才干净。湿热的大便颜色比痰湿的深重，色偏黄，有时排出时还有灼热感。最明显的是，湿热蕴脾的大便气味非常重，臭秽不堪，污浊感很重，很快充斥整个空间。

2. 肝胆湿热

(1) 主要表现：可见胁肋灼热胀痛，厌食，口苦，泛呕，大便不调，小便短赤，或阴部瘙痒，舌红苔黄腻，脉弦数或滑数。湿热之邪蕴于肝胆，煎熬胆汁，可能形成结石等。胆结石的患者，往往是肝胆湿热日久酝酿而成。

(2) 肝胆湿热辨识要点

①胁肋灼热疼痛：胁肋是肝胆所在部位，也是肝经分布的部位。肝胆湿热可见胁肋部位疼痛，对应现代疾病中一些神经痛、带状疱疹，以及胆结石导致的急性或者慢性胁肋部位疼痛。这种疼痛以烧灼样、热感为主。

②口苦：口苦为胆汁上泛的味道。胆汁味苦，一般气机向下则进入肠道中帮助消化。而肝胆湿热时，湿热熏蒸导致胆汁上泛于口中，则味苦。以晨起明显。

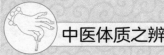

③阴囊潮湿：肝经循行绕阴器，所以肝胆湿热也容易循行下注，导致生殖器周围的湿热。对于男性，可表现为阴囊潮湿，异味。若内裤的材质和款式并非透气，非全棉的，非四角裤，都会加重潮湿。严重者，阴囊除了潮湿，还会瘙痒、黏腻、发热，甚至出现湿疹之类。这些除了和外因如清洗、穿着有关，本质也在于体内湿热之气蕴于肝胆所致。

④白带增多：女性肝胆湿热下注可见白带增多，甚至色黄、黏稠、异味。严重者可能外阴瘙痒，湿疹，甚至脱皮、疼痛、肿胀。内裤上分泌物增多。这些除了需要日常的清洁和换洗衣物，也需要内在调理体内湿热之气。

3. 膀胱湿热

(1) 主要表现：是湿热蕴结于下焦的类型。主要影响泌尿系统的功能，导致排尿障碍。可见尿频尿急尿痛，小腹胀痛，小便色黄，或尿血，或有砂石等。肾结石、尿路结石的患者往往是膀胱湿热导致。

(2) 膀胱湿热辨识要点

①尿频尿急：尿频尿急简单来说就是憋不住尿，稍微有尿意就感觉强烈，必须立即去小便，却只有一点点。过一会又有尿意，再去小便。反复如此，坐立不安。这种感觉也就是尿道刺激征，见于湿热蕴于下焦，膀胱气化失司。一些细菌在湿热环境下繁衍增长，代谢产物刺激膀胱尿道，从而感觉到尿意频频，收不住。

②尿痛、砂石：除了尿频尿急，湿热导致小便不适的感觉若是加重则会感觉疼痛。湿热蕴蒸，灼伤尿道，小便时候会有烧灼样疼痛感，或赤涩难下，甚至有血色。若是湿热体质日久，湿热蕴蒸于下焦，煎熬水液而聚为结石，就像水垢一样，在肾、输尿管、膀胱、尿道，一般会引起腰痛或者尿道疼痛。结石的大小、形状都会导致不同程度的疼痛。对于结石这种疾病，并不是等到长了结石取掉就好了，然后等待下次长石头再取掉。除了直接的治疗手术取石、超声碎石等方法取掉石头，我们在下次复发之前是不是还能做些什么？那就是调理湿热体质。平日清热利湿，经常喝水排出体内这些污垢，可以服用一些药物来改善，让"下水道"清洁畅通。

③小便色黄，味重：除了排尿感觉异常，小便的颜色质地气味都会因为湿热而改变。由于热的熏蒸煎熬，加之代谢产物增多，小便中的糟粕成分更多，浓度更大。正常小便颜色淡黄，清亮。尿液也是在以往的公厕中，蓄积发酵产生很多氨气，才会产生骚臭的气味，而新鲜的尿液并没有过多气味，排尿过程中几乎不会闻到什么。若自己在小便时候，闻到很重的尿味，或者小便完了整个卫生间空气都弥漫着气味，则属于小便气味太重的表现。有些颜色不够清亮，甚至有浑浊的改变。

湿热体质怎么办

湿热体质是九种体质中最忌补的。滋阴则生湿，补阳则助热，不恰当的滋补也正是导致湿热体质的重要原因。大多数的人观念中只关心虚，只强调补，过度使用补品，导致湿热内生，代谢紊乱。本来已经是湿热体质的人，若是吃了人参、鹿鞭等峻猛的补阳药，或者甲鱼、鸡汤等高蛋白营养的食物，结果并不是强上加强，而是"气有余便是火"，加重邪气，咽痛、喉咙冒火、燥热、便秘，甚至头痛、血压升高、烦躁不得入眠等。一个体质虚弱的人，好比一辆旧的自行车，各处功能下降且力量不足，但是内在协调，并不见得发病。而发病的关键在于失去平衡，就像旧自行车突然换一个新零件，与其他零件不能很好地磨合，则失去了协调，内部一处强盛，邪气盛而失去平衡，这种情况更容易发病。所以湿热体质的人，当额外谨慎，勿贪图强盛，而是追求清透、恬淡、平衡。追求健康，除了补，我们还有很多可以做。

湿热体质养生的原则，一个是清热利湿，再一个是保持气机的通畅。清热利湿是针对湿热邪气，分为清热和利湿两个方面。对于大多数人来说，首先要做的不是清热利湿，而是不助热，不加湿，不食用热性以及太过滋腻的食物。其次才是针对体内存在的湿热邪气。并且，清热也不是意味着可以常常食用寒凉的食物，如鱼蟹生冷等，或者说食用油炸干燥的食品这么简单。寒凉不代表可以清热，温燥也不都可以利湿。因为人体是一个复杂的系统，这里可以寒热邪气同时存在，也有燥湿相济、虚实夹杂。这就是我们养生原则的精妙之处，

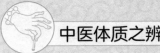

人不是简单的机械原理，养生也不是简单的加减关系。

从脏腑而言，对于偏湿热蕴脾者要注意健脾化湿，从饮食和调理大便入手；对于偏肝胆湿热者要特别注意清肝利胆，要想保证肝胆疏泄畅达，就要通畅排除湿热的通道，截断滋生湿热的源头，并且预防胆囊炎、胆结石的发生；对于偏膀胱湿热者要注意清热利湿，注意观察小便情况以引起重视。有些人湿重，有些人热重，偏颇不同，当分清湿重还是热重，湿重以化湿为主，热重以清热为主。汗、大便、小便都是人体湿热和糟粕排出的通道，所以当着重保持这几个出口通畅，促进人体气机的运转，保持气机通畅，也是湿热体质防止黏浊的必要措施。让内环境动起来，把体内的垃圾搬运起来，排泄出去。

1. 饮食　由于湿热体质是偏实的，而非正虚，在我们谈可以吃什么之前，先来谈谈不可以吃什么。不吃什么比吃什么对于湿热体质来说更重要。首先，烟酒最易生湿热，在考虑选择健康的蔬菜谷物之前，先解决烟酒的问题。简而言之就是逐渐戒烟限酒，选择质量好而温和的酒，最好两者都不沾。其次，避免高热量、高蛋白、高脂肪的膳食结构和多饮多食的饮食习惯，主要是减少肉食比例，尽量不吃以整块肉为主的菜品，如红烧肉、烤鸭、回锅肉、烧鸡、牛肉、炸鸡、猪肝、鹅肝、腰花、肥肠等，而改为肉丝炒菜这样的以肉丝作为配菜的食物，逐渐减少到以素食为主的饮食习惯。忌辛辣燥烈、大热大补的食物以及各类甜食，如大葱、大蒜、韭菜、鹿肉、羊肉等。做饭少用烧烤、煎炸、火锅等方法，不吃滋补类保健食品如蛋白粉等营养品，以防加重湿热而生变证。避免过多食用热带水果，如榴梿、芒果、菠萝等。少吃生冷食物，生冷易伤脾阳，脾阳受伤失运，易生痰湿。不宜食用麦冬、熟地黄、银耳、燕窝、雪蛤、阿胶、蜂蜜、麦芽糖等滋补药食。

饮食以清淡为主，宜食用清热利湿的食品。主食应粗细搭配，面食、米饭、粗粮等均衡营养。每天摄入30～50克大豆或相当量的豆制品，如赤小豆、绿豆、小麦、荞麦、薏苡仁等谷类食物，其性味大多食性偏凉，可清热、除湿健脾。蔬菜对湿热体质来说非常适宜，纤维素多的食物可以调节旺盛的代谢，同时促使湿热从大便中更好地排出。在平时应多食一些具有清热祛湿作用的蔬菜，如绿豆芽、四季豆、油菜、苦瓜、冬瓜、莴苣、葫芦、丝瓜、苋菜、芹菜、卷心菜、莲藕、空心菜、海带、四季豆等。水果建议应食用性质偏寒凉，具有清热利湿作用之品，如火龙果、柚子、荸荠、梨、枇杷、橙子、樱桃、柠檬、猕猴桃等水果。

（1）红豆：又叫赤小豆，是常见食物中祛湿热最有效的。清热、利湿、健脾、解毒，可简单的煮水喝，但单独服用对于脾胃弱的人则不易消化。也可以配合大米煮红豆稀饭。

（2）绿豆：绿豆的清热解毒功效明显，并且有一定解暑作用。其色青绿，归肝经，尤其擅长清肝经湿热，也辅助肝解毒。用于调整人体平衡，解除油腻，消炎，使人体的代谢状态回归平静，都是常见、易得到、效果强、味道好的食物。绿豆汤是夏季常用饮品，湿热体质的人尤其适合多喝。实际上，一碗绿豆汤正好符合了现代生活中大多数人的身体需求。由于现代生活中平时饮食不节导致的脾胃湿热和肝脏负担过重，就算不完全看体质，生活节奏太快以及平时肉吃多了的人普遍适合经常喝绿豆汤来定期调理。

（3）苦瓜：苦瓜味清苦，清热利湿祛火。尤其适合喉咙、胃部的上火症状。例如湿热的口腔溃疡、咽痛、口臭、食欲过强、胃中热等。可清炒凉拌等。而味苦的东西普遍性质偏凉，都不宜空腹吃。

（4）柚子：《本草纲目》中有记载："饮食，去肠胃中恶气，解酒毒，治饮酒人口气，不思食口淡，化痰止咳"，具有理气化痰、润肺清肠、补血健脾等功效，能治食少、口淡、消化不良等症，能帮助消化、除痰止渴、理气散结。柚子的营养价值很高，含有非常丰富的蛋白质、有机酸、维生素以及钙、磷、镁、钠等人体必需的元素，维生素C含量是柠檬和脐橙的3倍。消除疲劳，帮助消化。蜂蜜柚子茶是市面常见的饮料，很适合湿热体质的人食用。

（5）其他：乌龙茶（铁观音）、柠檬红茶、枸杞红茶、薏苡仁茶等。其中苦丁茶有散风热、清头目、除烦渴的作用，可用来治疗头痛、牙痛、目赤、热病烦渴、痢疾等。

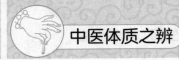

2. **草药**　湿热体质大概有三种情况，湿重于热，热重于湿和湿热并重。人们针对不同的体质情况选用不同的药物来进行治疗，以达到阴阳平衡的状态。湿重的以化湿为主，常用滑石、生甘草、杏仁、薏苡仁、豆蔻仁、荷叶、紫苏梗等中药。热重的以清热为主，可选用金银花、蒲公英、野菊花、紫花地丁、金钱草、黄芩、黄连、山栀、厚朴、大黄、茵陈、葛根等药物。湿热并重则清热化湿，药物常为上述证型的药物组合应用。祛湿热的药物不可长期服用，因为都是寒凉性质的，最好中病即止而非长久养生。

(1) 藿香：芳香化湿，和中止呕，对于湿阻中焦之脘腹痞满、食少乏力有很好的助益。尤其适合夏季中暑，头晕，腹泻的情况。而味道过于辛香，很多人并不喜欢。不适合做药膳，也很少日常能够食用。所以，作为香料，香包，放置在衣柜中是不错的选择。

(2) 佩兰：同藿香，佩兰除了在痰湿体质中可以使用，在湿热体质中仍然适宜。其气味芳香宜人，比藿香柔和舒缓，故更适合装入囊中，作为香包放进衣柜里、枕边以祛油辟秽，增加人体免疫力，也抵抗细菌病毒等侵袭。

(3) 茵陈：清利湿热，利胆退黄，可应用于黄疸、湿温、湿疮、湿疹等。如果有新鲜的，可以摘取新鲜茵陈做野菜吃，正好在春季预防很多当季的流行病。

(4) 竹叶：清热除烦，生津利尿。竹叶味道清新，平日可以泡水喝，既能祛火，减少心中烦乱，又能利尿除湿，很适合。

(5) 大黄：大黄是一味泻下药，但是不仅仅能泻下治疗便秘。其还具有清热利湿、通便、活血、解毒的功效。适用于大便黏滞不爽的湿热蕴结大肠。由于湿热的浊气需要排泄的渠道，大黄的泻下作用给邪气以出路，让湿热黏浊之气随大便排出体外，有利于清理人体垃圾。大黄虽然貌似峻猛，而用量控制了之后并非会造成明显腹泻。缓而持久的泻下可以将黏浊湿气更全面的排出。大黄虽非补药，在这一点却是保健良药。

(6) 黄连：黄连清中焦湿热，适合脾胃湿热的人。如大便黏滞不爽、反酸烧心等。黄连是有名的味苦，但其苦味纯正，不少人并不排斥它的味道，应用少许反而味道令人回味。

(7) 金钱草：可清热利尿退黄，治疗湿热黄疸，也预防和治疗胆结石。有胆结石的人，或胆结石后想要防止复发的，可以用金钱草代茶饮用，小的砂石可以帮助其排出，对形成结石的胆汁、体液状态也有改善作用。

(8) 荷叶：荷叶清热利湿，凉血止血。气味如莲之清雅，清则祛浊。适合泡水喝，并且有不错的减肥功效。

3. 药方及中成药　清利湿热的药方多数较为寒凉，祛邪也不可太过。若湿热已祛、舌苔不黄、小便变清、大便通畅，当及时停药。更不能在没有湿热的情况下，预防性地喝太多清热利湿的凉茶，以防伤及脾胃阳气。

(1) 肝胆湿热：茵陈蒿汤。尤其适合黄疸的人。慢性胆囊炎的人日常调理服用，会引起大便偏稀，有益于湿气排出。

(2) 脾胃湿热：清热祛湿颗粒。适合脾胃湿热，暑湿病邪引起的四肢疲倦，食欲缺乏，身热口干。葛根芩连汤。用于湿热泄泻，大便稀溏、次数多，灼热感，味道重，颜色黄。

(3) 膀胱湿热：八正散。八正散清热泻火，利水通淋。用于心经邪热，一切蕴毒，咽干口燥，烦躁，目赤睛疼，唇焦鼻衄，口舌生疮，咽喉肿痛；小便赤涩，或癃闭不通，热淋、血淋。针对膀胱湿热的小便症状，如尿频、尿急、尿痛等。

4. 穴位　督脉、膀胱经这两条经络在背部正中线，以及旁开 1.5 寸。清热利湿，适合刮痧和走罐。沿督脉和膀胱经从第 7 胸椎膈俞区域自上向下刮痧至第 12 胸椎胃俞区域，以活血调脾、清热利湿，调治湿热体质。结合辨证，湿热蕴于上焦，加刮手太阴肺经，循经方向，自胸走手，从中府穴刮痧至少商穴；湿热蕴于中焦者，加刮足阳明胃经，自头走足，从髀关穴刮痧至厉兑穴；湿热蕴于下焦者，加刮足厥阴肝经，自足走腹，从大敦穴刮痧至阴包穴。背部膀胱经刮痧、拔罐、走罐可改善尿黄、烦躁、失眠和颈肩背酸痛。每 3～7 天刮痧 1 次，以痧点消失为准。

5. 药膳

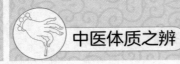

(1) 赤小豆薏苡仁粥

材料：薏苡仁 30 克，赤小豆 50 克。

做法：薏苡仁和赤小豆浸泡后，大火煮开，小火慢炖 30 分钟。

功效：清热祛湿家常最容易做的药膳莫过于赤小豆薏苡仁粥。赤小豆清热，二者皆能利湿，也是减肥上品。而薏苡仁和赤小豆都有一个特点，就是质地硬而凉，不好消化，对于消化功能弱的人，可能引起胃痛、胃胀或者消化不良的感觉。所以，不宜空腹吃，也不宜单独长时间食用，老人或者幼儿尽量少吃。

(2) 冬茸干贝汤

材料：冬茸 150 克，干贝 25 克。

做法：干贝放入碗加水、料酒，上蒸笼蒸酥撕碎。锅里放汤，冬茸下锅烧开加以上调料，勾芡即可。

功效：利水、祛湿、消肿。

(3) 绿豆藕

材料：绿豆 50 克，莲藕适量。

做法：藕去皮，冲洗干净备用。绿豆用清水浸泡后取出，装入藕孔内，放入锅中，加清水炖至熟透，调以食盐进食。

功效：绿豆与莲藕搭配可明目止渴。特别适合在盛夏食用。

6. 茶饮

(1) 扁鹊三豆饮

材料：黑豆、赤豆、绿豆各 15 克，甘草 3 克。

做法：上述材料加水煎煮，至豆极熟，食豆饮汤，分 2 次服。

功效：清热利湿解毒的作用比较强，比较适合于湿热体质偏于湿热内蕴，表现为湿疹、湿疮、痤疮的人。

(2) 竹叶芦根茶

材料：鲜芦根 5 克，淡竹叶 3 克。

做法：两味中药加水煎汤，煎液代茶饮。

功效：内热重，引起了口舌生疮，牙龈肿痛，胃热口渴、口干口苦，胃胀而消化不良，小便色黄，可以尝试下，效果还是很不错的。还有小孩子发热，这也是一剂退热良方。

(3) 柚子茶

材料：柚子皮、冰糖、蜂蜜。

做法：柚子皮去掉一些白色部分，切丝。果肉掰小块。大火烧开水，放入柚子皮和果肉，小火慢煮，放入冰糖，熬到暗黄色。收汁，待凉，加入蜂蜜。装瓶冷藏。食用时候用水泡开即可。

功效：清热解暑化痰，气味清新。可以祛湿气，调畅气机，喉中感觉舒畅。适合夏季吃。

(4) 代茶饮方

材料：茵陈、金钱草、绿茶。

做法：三者等份，开水冲泡，代茶饮用。

功效：适合慢性胆囊炎、胆结石、肾结石的患者日常保健。

7. 运动　对于湿热体质，运动比吃什么更重要。湿热体质需要通畅气机、增加排汗。所以，需要强度大、运动量大的锻炼，如中长跑、游泳、爬山、骑行、各种球类、武术等，可以消耗体内多余的热量。排泄多余的水分，达到清热除湿的目的。可以将健身力量练习和中长跑结合进行锻炼，健身力量练习采用杠铃阻力负荷方法，在健身房的教练指导下进行锻炼。但是在运动时应当避开暑热环境。秋高气爽，登高而呼。有助于调理身体。运动后出汗时，应避风寒并及时更换衣服。也可以配合一些舒缓的有氧运动，如导引、瑜伽、太极拳、八段锦等有氧运动，这些舒展筋骨的运动可以帮助湿热体质的人平衡身体，平静内心，相辅相成。可选择清晨或晚间相对凉爽的时段运动，有利于排湿毒。

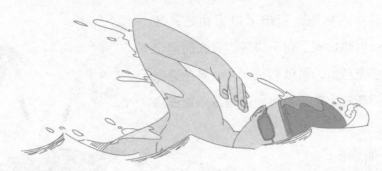

8. **起居** 湿热体质在生活上带来的影响，最明显的应该是皮肤问题的困扰。油性、混合型皮肤该如何调理呢？

首先，就是清洁。由于代谢的旺盛，皮肤分泌的油脂过多或者不平衡，毛孔粗大，蓄积的皮肤角质、油脂、化妆品残留等较多。定时有规律的清洁工作，是皮肤保养的第一步。如洗脸、洗澡，尽量选择温水，而避免冷水直接清洗。即使是夏天，汗出过多，燥热难耐，也不可一时爽快拿冷水洗脸，更不可冷水冲澡。冷水冲澡一时爽，而汗孔突然收缩，汗出不透彻，反而不清爽，一些垃圾没有排出去。面部也一样，油脂没来得及排出就被冷水保留在毛孔内，久而久之，毛孔粗大、粉刺等就会发生。所以，选择温水，是清热利湿帮助排汗的重要保证。清洁用品（如洗面奶、沐浴液）应选择不油腻的，最好带泡沫的品种。也不可过强，含有过多氢氧化钾等的洗面奶成分，去污能力过强会刺激油脂更多分泌。所以，洁面以通透温和为准。洗发上，尽量选择无硅油洗发液，并且护发素不要涂在头皮上，防止脂溢性脱发。

其次，护肤品的选择也很重要。不用油腻过度的面霜等产品，可以选择隔离霜、CC霜，避免选择粉底液、粉饼等堵塞性较强的遮瑕产品。选择质地清稀的爽肤水，避免黏腻和拉丝的质地。及时的补水有助于皮肤的滋润和均衡，防止局部干燥而油脂分泌不协调。乳液同样选择质地清爽的，如绿茶系列以及一些温和的品牌，避免百合、玫瑰系列的以滋润保湿为主打的产品，也慎用美白系列，因为美白系列产品普遍不够温和也容易干燥。做好防晒，从遮阳伞到防晒霜，以防 UVA、UVB 为主。若腋下、肛周、腹股沟潮湿明显，可以用一些滑石成分配合一些中药的爽身粉，比花露水清凉干爽得更持久。

湿热体质的人在衣着上也应当注意透气。最好穿天然纤维如棉、麻、丝绸、莱卡、莫代尔等材质的衣物，尤其是内衣和内裤的透气性一定要好，内裤最好平角，防止阴囊潮湿、白带过多引起男科、妇科问题。不要穿塑身衣物，以宽松无拘束为佳。勤换洗，并用温和的洗衣液洗涤，防止残留刺激皮肤。

　　多进行户外活动，不要汗出黏浊就不敢出汗。室内保持通风和干燥，经常换洗床单被罩等。

　　9.情志　湿热体质的人个性急躁，好胜心强，有勇气，不服输。不善于耐心和细致的事情，故尽量选择一些简单、直接、有挑战性的工作来做，刀下见菜，尽量避免冗长而磨人的工作。选择适合的事情去做，有助于避免性格的弊端带来的不良情绪影响。另外，除了顺应自己性格选择事情，也应当调整内心，避免性格阶段性发展。培养广泛的兴趣爱好，避免注意力只集中在一件事情上，放松心情，弱化单个事情的重要性。长时间的精神紧张，会对湿热体质人有较大的影响，比如加重脱发、痤疮等症状。故应该舒缓心情，保持乐观情绪。静能生水清热，有助于肝胆舒畅。一些恬静的乐曲，平静的调子，舒缓的音乐较为适合。

气郁体质 —— 忍

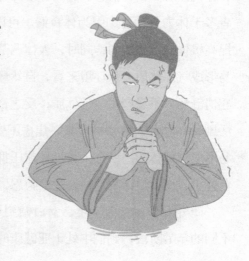

　　气郁体质，字面来讲，就是生气和郁闷，就是压力。我们都有体会，生气的时候会觉得一口气堵在心里，胸中胀满，不畅快，好像有一股气郁结在体内。生气，这个词，也带有一个气字。所以气郁，就是这口气，郁在心里，在身体里，从而影响健康。由于长期情志不舒畅，从而全身气机不舒畅，整个气、血的流通循环都不畅快，进而影响

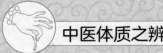

全身脏腑功能的协调。现代气郁体质的人也越来越多，多愁善感、忧郁脆弱。这种情况可能与社会环境有关。生活节奏快、压力大，人们容易情感压抑，情志不畅。该体质的人多是年轻人，而且女性明显多于男性。气郁体质的经典形象是林黛玉，多愁善感，郁结在心，剪不断理还乱，百转回肠，终难诉说。这种心情不畅，不同于暴怒，爱发火。有些人脾气不好，火气比别人大，一激就起，看起来很厉害不好相处。这种虽然并非好现象，但是比气郁体质的人生气憋在心里说不出来，甚至不表现出来，对自己身体要好一些。那些遇到不顺心事情不发火的人，有些是天性豁达大气，凡事不走心。而有些并非不在意，而是忍，忍无可忍还得再忍，一个人默默消受，然后心里憋屈，身体也憋屈，这种性格的人都有气郁存在，大多都是气郁体质。

气郁体质的形成，主要有四个方面。首先，肝气郁结：情志久郁，肝气失于疏泄，损伤心神，上犯脑神，或犯脾克胃，或木火刑金，或横窜经络。其次，气滞血瘀：气滞则血瘀，则脉络不通，脑失所养。再次，五脏失和：肝气郁结，脾肺功能受损，终使五脏气机郁滞，升降失调。最后，神明损伤：忧愁思虑，脾失健运，精微失于输布，脑失所养，或心气郁结，神明失其所主，或因劳倦伤脾，清阳不升，浊阴不降，导致气机阻滞不通，日久形成气郁体质。气郁体质的形成同样和先天后天都有关系。后天因素中，形成气郁的来源主要和体育锻炼、精神情志、生活环境等有关。研究发现，气郁体质中，脑力劳动者多于体力劳动者。因为体育锻炼可以疏通机体的经络，有利于气血的运行，提高机体的抗病能力；同时，人体调节能力强，不易受到内外因素的影响，不易形成气郁体质。从环境来看，自然环境美好、人际关系和谐、生活幸福则人心情舒畅，不易产生气郁体质；反之，生态环境破坏、人际关系复杂、社会生活剧变，导致人体精神紧张、焦虑不安、情绪躁动，造成人体阴阳气血失调，易形成气郁体质。一个人长期处在压抑的环境，壮志未酬，小心翼翼，看人眼色行事，没有说话的地位，过分隐忍，都会造成内心的压抑和气郁。

研究发现，女大学生、女白领到更年期女性，包括了不同的社会阶层和不同的年龄阶段，她们中处于亚健康的人数比例较高，其症状多表现为情绪的焦虑、忧郁、烦躁、睡眠障碍等各种慢性心理应激症状，以及月经的异常，这正与中医学的肝藏血、主疏泄的功能密切相关。另外，如忧郁症、更年期综合征、经前期综合征、失眠等这些症状分属不同的科室，当作不同疾病来治疗则盲目而复杂，其实在中医学看来，这些症状都属于同一个问题，也用一条思路就可以治疗，就是气郁。此类"病"均有明显的情感障碍、思维紊乱、恐慌、焦虑、自卑以及神经质等精神症状，却并无器质性病变指标，不能明确诊断疾病，属于心理亚健康状态；且该类"病"的发生与情志有关，亦属于中医学肝系亚健康的范畴。而气郁质是导致肝系亚健康状态的基础。

气郁体质占人群比例的 8.73％。易患抑郁症、脏躁、百合病、不寐、梅核气、惊恐等病，对精神刺激适应能力较差，不喜欢阴雨天气。性格内向不稳定，心思细腻，敏感多疑，较为沉默，隐忍平和。当然，这类人性格也有厚积薄发的一面，不会因日久而忘，一旦决定要做什么事情，定会默默坚持。

你是不是气郁体质

气郁体质特征：体形多偏瘦，神情抑郁，情感脆弱，常感到闷闷不乐、情绪低沉，性格内向不稳定、敏感多虑。容易精神紧张，焦虑不安；或容易感到害怕、易受惊吓。胸闷，叹气，易心慌、失眠。有些人胸部、胁肋部有胀痛感或者有疼痛游走感，常打嗝，或者咽喉总觉得不舒服，有东西梗着，咽之不下，吐之不出的感觉。有些女性乳房胀痛。睡眠较差，食欲减退，健忘，痰多，大便多发干，小便正常。女性可见乳房少腹胀痛，月经不调，痛经等。尚有乏力，畏寒，疼痛，胸闷，痞闷，排便异常，乃至头昏，颤抖，手汗多等隐性症状。舌淡红，苔薄白，脉弦。

由于气机不畅，导致精神抑郁，或由于精神抑郁日久导致气机不畅。气郁的情绪不畅，不仅仅是郁闷、闷闷不乐的感觉，还可以表现为忧虑脆弱，气郁化火则性情急躁易怒，易于激动。有忧郁寡欢，精神多抑郁不爽，神情多愁闷不乐，内疚，多疑。性格多偏孤僻、内向，气量较狭小，不开心的事情惦记很久，言语减少，不喜欢和人交往。而情绪这种东西，毕竟无形而主观，众说纷纭可有可无，连自己都不一定了解自己的性格究竟是怎样的。相对来说，表情，也就是面相，对性格的印证更加客观也有说服力。全世界各种种族肢体语言差异极大，而通用的表情，就是微笑，表达了开心、舒畅和自信。如果经常笑，见人自然的微笑，说明心里内郁少，就不气郁。想笑却笑的勉强，笑不出来，尤其是没人的时候，表情一下子就冷下来，说明并不真正开心。平静的时候，对镜子看一看，是否嘴角习惯上扬，眉头是否习惯微锁而有悬针纹。从镜子，帮助了解真实的自己。

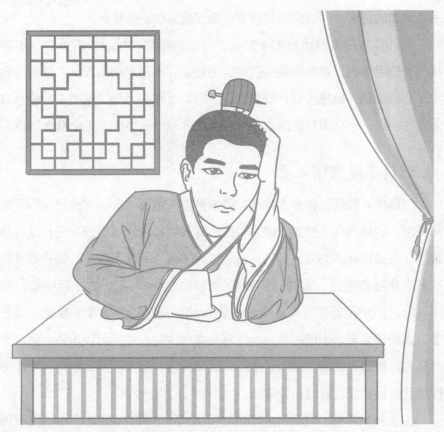

气郁体质在脏腑上主要是肝气郁结，而肝气郁结后可能肝气犯肺，肝气犯脾。

1. 肝气郁结

(1) 主要表现：肝气郁结是最常见的气郁类型。气伤肝，肝主疏泄，是人体调节气机的主要脏器，也是调节情绪的主要器官。普通的生气，首先就是肝气的不疏，从而整个人的气机都郁滞。气堵在心里就像气球，胁肋胀痛，善太息，头胀痛等。

(2) 肝气郁结辨识要点

①胁肋胀痛：由于肝经布胁肋，胁肋胀痛，是肝气郁结的最典型表现，生气后胸腔满满的胀着痛，前面、侧面、背面都有。伴随胸闷，气短，吸气不够用的感觉。深吸一口气，会稍有缓解。这种疼痛往往在生气之后发生。

②善太息：由于心事重重，气机不畅，致人缺氧，会不自觉地长叹一口气。即使没有心事，也由于身体内在的气郁而需要叹气。自己也许没察觉，他人提醒后方知道有这个习惯。这是肝气郁结代表性的特征。

2. 肝气犯肺

(1) 主要表现：肝气犯肺的情况大致是在肝气郁结的基础上加上肺部表现。胁肋胀痛，气喘，咳嗽，咽痛等。

(2) 肝气犯肺辨识要点

①胁肋疼痛：与肝气郁结的胁肋胀痛相类似，表现为胸部胀满，胸部前、侧、后均有感觉，以胀痛为主，也可能是疼痛或者灼热感。

②气喘：有些人生气后，胸满不舒，呼吸不利，表现为气得一直喘。是肝气郁结，侵犯肺部，肺失宣降导致的，呼吸急促。这种气喘，看起来好像是肺病的喘，但并不是肺部感染的那种喘气类型。这种气喘一般没有痰，而是觉得憋闷喘起来会舒服很多。气喘往往发生在正在怒发冲冠的时候，而不在过后，直接和生气的事件有关系。所以这种气喘的治疗，并非需要针对肺部，普通的抗菌消炎平喘并非适宜，通常气稍消之后症状很快停止。

③咳嗽：我们平时所经历的咳嗽大多是由于感冒，外邪犯肺，导致肺气不利，发为咳嗽。咳嗽伴有痰，或白或黄，都是炎症和感染的表现。而由于肝气郁结也可以导致咳嗽，这种咳嗽普通药物未必能奏效。如一件事情，令心中郁结愁苦，不得疏泄。之后发生咳嗽，咳嗽声音重，一阵一阵，咳嗽出来觉得舒坦很多。一般咳嗽都不能讲话，讲话太多刺激嗓子，会加重。而这种咳嗽，要

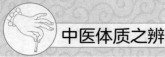

是有演讲之类的事情，即使台下咳嗽一分钟都静不下来，一上台可以一个小时一声不咳嗽，并且说话越多，咳嗽反而减轻。这说明咳嗽是神经性的，并非咽喉或气管本身的问题。由于说话时候专注，暂时忘却烦恼，并且大声说话会把胸中的郁结通过发声而释放出来，所以说话越多，即使不是针对本身忧郁的事情，也好像诉说一样，畅快许多。

④咽痛：咽喉疼痛像咳嗽一样，一般是由于感冒，咽部感染充血，咽部受到刺激导致。肝气郁结同样可以犯肺而导致一种不同的咽痛。在紧张着急的专注工作状态下，如面前几份工作没有处理完堆积起来，并没有说话，却好像急火攻喉，突然咽干咽痛，或声音沙哑，喝水不能缓解。而一旦工作处理完，嗓子自然不痛了。这种突然发作，如风般迅速的症状，就好像风之象，肝为风木之脏，所以是肝气造成的。能迅速且突然导致症状的，也就是我们的神经和情绪了，也就是我们的气机。

3. 肝气犯脾

(1) 主要表现：肝气犯脾是肝气郁结后影响到脾胃功能，导致消化紊乱的综合症状。有人说"气得我肚子痛""气得我肚子胀""气得吐了" "一生气就拉肚子"，生动形象真实，都是肝气犯脾的表现。如胁肋疼痛，胃痛，胃胀，腹胀，恶心，呕吐，腹泻等。

(2) 肝气犯脾辨识要点

①胁肋疼痛：作为气郁的主要感受，胁肋疼痛在肝气犯脾里也经常出现，并且往往和其他症状伴随出现，并不独自发生。气得我肝痛，说的就是生气时胁肋疼痛感受。

②腹胀：生气后肚子胀，气得鼓鼓的，好像真的生出来"气"在肚子里顶着。由于肝气犯脾影响胃的通降，肠子蠕动不正常。这种腹胀是伴随情绪同时存在的，非脾虚之腹胀。

③呕吐：气得吐了的情况并非罕见。本身胃主和降，吃东西下咽并非由于重力，也就是说，躺着，倒立着吃东西也会咽下去到胃里。正常情况，吃下去的东西随着消化道蠕动波，单方向的向下移动。如果肝气犯脾，肝气上逆，会

导致胃气一起上逆，形成一股向上的力量，恶心，呕吐，食物奔涌而出。大怒时候可以出现，持续紧张的做不喜欢做的工作，由于气郁加厌恶，也会出现呕吐。

④腹泻：气得拉肚子也许是大家最不愿感受的症状。以肝风之迅速，一生气立即腹痛，赶紧跑厕所。影响人，耽误事。这种情况的腹泻不应该吃普通止泻药、抗生素来治疗，因为不是细菌感染的问题。随便吃药，不对症，还有不良反应。一般情况下，这种腹泻会随着气消而痊愈，不用特别治疗，但需要调理身体，以免以后生气再次腹泻。

气郁体质怎么办

气郁体质里，调理方法中最重要的还是调理情绪。心病还需心药医，解铃还需系铃人。不顺心的事情，不完美的事情，是每个人人生都必不可少的一部分。经历了大的波折甚至心灵创伤，产生心理问题，是正常人都会有的现象。我们生活的环境并不完美，世界上还有很多切实的苦难，不能要求每个人在遭受创伤、高压环境、不公平待遇或者攻击之下，还保持心态平和。能够体会情绪，内心的柔软，恰恰是活着的人该有的敏锐和感受。若人的内心坚强冷漠，遇到什么事情都不为所动，就像天生的杀手，那世界比有忧郁还要可怕。而100个经历创伤的人在摆脱精神刺激之后，只要有一个没有抑郁，就值得我们深思，值得我们相信，我们还可以活得更开朗。

好的心情不是凭空出现的，无形的精神世界和有形的肉体相互依存。让人开朗豁达，也不是一个要求就能做到的事情。人人都知道要放下、要淡泊，凡事顺其自然不要强求。但谁没有郁闷的时候，谁没有经历纠结的事情。而还是放不下，排解不了胸中愁绪，不是不想，而是认知不够、世界观不够，还没有足够的基础支撑一个豁达的心胸。佛家的虚无境界，并非凭空想就能做到，而是要建立在很多实际的知识基础上，方能悟道。一步登天的虚无是没有高度和基石的，放下虚无并不是白来的，要到虚无境界需要比实际面对问题更多的修炼。在问题还在的时候，适度的担忧和郁闷是正常反应，也是有助于解决问

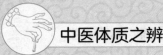

题的，解决问题是人生的意义。在解决了很多问题之后，心胸自然会越来越宽广。事件离开之后，再调整心态，再来多方面帮助自己，摆脱情绪对身体带来的困扰。

1. 饮食　气郁在先、郁滞为本，故疏通气机为气郁体质者的养生原则。饮食对于心情的影响也是不容忽视。肠胃是人的第二大脑，从胚胎来源到神经分布，以及肠道菌群比人体细胞还多很多倍的细菌量，都说明肠胃与大脑和心情息息相关。如果肠胃不舒服，肠胃运动不畅快，心情也就会一起憋闷不舒服。所以，那些情绪抑制的人往往消化不良，如胃病患者多伴有焦虑，而肝病患者也多伴有抑郁。吃蔬菜类清淡的食物，有丰富的纤维素，有助于肠道蠕动，有助于肠道内的健康环境和益生菌群的繁衍。相反，肉食吃多了会造成肠内积气，酸碱平衡破坏，肠内有害菌等大量繁殖而益生菌受到抑制。另外，肉食吃多了还会让肾上腺素、多巴胺等升高，从而人会产生更多的攻击性，攻击性也就带来了暴怒和烦躁的心情。所以，应多食具有理气、解郁、消食、醒神作用且气味芳香的食物，有助于调畅气机。如葱、蒜、黄花菜、韭菜、火腿、海带、海藻、萝卜、佛手、金橘、小麦、刀豆、山楂、槟榔、玫瑰花、橙子、橘子、柏子、陈皮、洋葱、丝瓜、包心菜、香菜、萝卜、槟榔、茉莉花等食物等。也可少量饮酒，以活动血脉，提高情绪。气郁体质者应少食收敛酸涩之物，如乌梅、南瓜、泡菜、石榴、青梅、杨梅、杨桃、酸枣、李子、柠檬等，以免阻滞气机，气滞则血凝。酸奶中含有益生菌，有助于调节肠道菌群，从而调节一些与心情相关的因子。所以吃活性益生菌的酸奶有助于调理情绪，尤其是有便秘的人。

(1) 白萝卜：白萝卜行气消积，下气通便。吃了以后可以令人清爽，气机通畅，并有助于防止便秘。大便通，则人也通畅，一身轻松。

(2) 黄花菜：黄花菜又叫萱草，忘忧草。自古以来就和忘记烦恼有关系。在吃黄花菜的时候尤其注意煮熟，防止中毒。

(3) 玫瑰花：玫瑰花是女人的象征，形态娇美，馥郁芬芳，甜美婉约。其性温润，温养心肝血脉、舒缓心灵。可以理气解郁，和血散瘀。治肝胃气

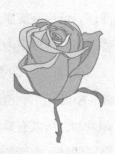

痛，新久风痹，吐血咯血，月经不调，赤白带下，痢疾，乳痈，肿毒。《食物本草》："主利肺脾，益肝胆，辟邪恶之气，食之芳香甘美，令人神爽。"玫瑰花能抗抑郁，抗焦虑，提高免疫力，调节内分泌，抗衰老，美容养颜，非常符合女人的需求。若加糖和蜂蜜腌制成玫瑰酱则适宜秋季食用。也可日常泡茶饮用，或调制甜点，可以理气令身心通透，也善于调经治疗妇科疾病。

(4) 茉莉花：茉莉气味淡雅清幽。能够润燥美肤提神，舒缓神经，增强自信，并能平缓咳嗽。非常适合秋冬季容易咳嗽的季节。可以做成药膳如茉莉花粥、茉莉花炒蛋，或泡人参茉莉花茶以补气安神、理气和中，并有助于睡眠和消化功能。

(5) 桂花：桂花香气浓郁，理气疏肝解郁，化痰利肺，具有健胃化痰生津功效。可做药膳如桂花糕或桂花酒。新鲜桂花晒干可保存起来，平日配合甜点，也可加入蜂蜜存进密封罐里腌制。

2. 草药　气味芳香辛散的药物大多有行气解郁的作用。气郁体质者可常服用柴胡、香附、乌药、川楝子、小茴香、青皮、郁金等。而理气的药物多会伤气，长期服用会导致气虚。所以在用药上，不可行气太过，当中病即止，不可久服。

(1) 青皮：是橘的干燥幼果或未成熟果实的果皮，比陈皮的疏肝解郁作用更强。芸香科植物气味芬芳，有很好的解郁和消食醒神功效。而其性猛，不宜多吃，不宜长期服用。

(2) 香附：有理气解郁、调经止痛之功效。用于肝郁气滞，胸、胁、脘腹胀痛，消化不良，月经不调，经闭痛经，寒疝腹痛，乳房胀痛。生香附解表止痛，醋炒香附消积止痛，酒炒香附通络止痛，炒炭香附止血。其香附辛香行散，味苦疏泄，主入肝经，善理肝气之郁结并止痛，肝气郁滞诸症均宜，故为疏肝解郁之要药。治肝郁气滞之胁肋胀痛。治疗肝郁气滞，月经不调，经闭痛经，可单用，或与柴胡、川芎、当归等同用。行气宽中，故常用于治疗脾胃气

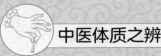

滞证。治疗脘腹胀痛，胸膈噎塞、嗳气吞酸、纳呆、可配砂仁、甘草。气味辛香，可以置放室内。

(3) 茴香：茴香温肾散寒，和胃理气。治寒疝，少腹冷痛，肾虚腰痛，胃痛，呕吐，干、湿脚气。现代研究证明，茴香含有特殊的茴香酮和茴香醛两种挥发油，所以有其独特的香气。这种特殊的香气刺激人的唾液和胃液分泌，刺激肠胃神经血管的有益物质而提升食欲，排除肠胃中积存的气体，起到健胃行气的功效。此外，茴香脑能够有效减轻炎症、刺激和反胃导致的绞痛。茴香醚有杀菌暖胃的作用，尤其对消灭大肠埃希菌，痢疾杆菌有着非常明显的作用，胃寒胃弱的人群在炒菜的时候加入少量茴香能够起到预防感染性腹泻的作用。茴香是一种天然抗氧化剂和抗炎剂。可以缓解眼睛炎症和刺激，保护眼睛的健康。

(4) 郁金：味辛，既能活血，又能行气，故治气血淤滞之痛证。郁金辛散苦泄，能解郁开窍，且性寒入心经，能清心热，故可用于痰浊蒙蔽心窍、热陷心包之神昏。味苦能降泄，入肝经血分而能凉血降气止血，用于气火上逆之吐血、衄血、倒经，可配生地黄、牡丹皮、栀子等以清热凉血，解郁降火。清利肝胆湿热。性寒入肝胆经，能清利肝胆湿热，可治湿热黄疸，配茵陈、栀子；配伍金钱草可治胆石症。

3. 药方及中成药 气郁体质的药方以疏肝解郁为主，配合健脾止泻、健脾和胃、清肺火等，来调理不同类型的气郁，也专门来缓解不同的症状。

(1) 肝气郁结

①逍遥丸：逍遥丸是最常用、最平和的疏肝解郁药。治疗心情不畅、肝气郁结的一切问题，如胁肋疼痛、头痛、胃痛、胸闷、乳房胀痛、月经不调等。在遇到生活事件刺激，若感觉心情调整不过来，郁闷低沉并且身体不适，可以服用逍遥丸，既可以让心情放松，也可以缓解身体的症状。

②丹栀逍遥丸：丹栀逍遥丸（又称加味逍遥丸）是在逍遥丸的基础上加入了牡丹皮和栀子。有普通逍遥丸的功效，但是多了一些清热的作用。用于逍遥丸症状的基础上，加上一些上火、烦躁、喉咙痛等，或者伴有明显热感的

情况。

(2) 肝气犯胃

①舒肝和胃丸：疏肝理气，和胃止痛，用于肝气犯胃、生气则胃痛的情况。

②痛泻药方：痛泻药方就是用于前面所说的一生气就拉肚子的情况。现代医学中类似于肠易激综合征。

③四磨汤：四磨汤具有疏肝理气、下气除满消积的功效，用于实证。心情郁闷导致的腹胀伴有便秘的情况下可以服用。可以用于气郁体质长期慢性的心情郁闷伴有腹胀便秘。若无便秘则不需要服用。

④半夏厚朴汤：半夏厚朴汤针对气郁体质的梅核气症状，喉中似乎有痰，咯不出咽不下。实际这种症状，喉中什么也没有，是精神因素导致的。若有梅核气症状，半夏厚朴汤是首选调理气郁体质的方剂。

4. 穴位

(1) 太冲：人体太冲穴位于足背侧，当第1跖骨间隙的后方凹陷处。太冲为消气第一穴。它是肝经原穴，控制着该经的总体气血。生气时按太冲穴，会疏肝解郁而消气，防止生气太过和伤身体。肝为"将军之官"，主怒。生气的暴怒，或郁而不发生闷气，都会首先影响足厥阴肝经。生气、发怒症状的患者往往太冲穴出现异常。当太冲显现出一些信号，表现为有压痛感，温度或色泽发生变化，对外界更为敏感，甚至于软组织的张力发生异常，都说明肝经有了问题。太冲穴的针灸、按摩等，可以疏解情绪。太冲穴在足部的反射区为胸部，按压同样可疏解心胸的不适感。

(2) 大包：在胸外侧区，第6肋间隙，在腋中线上。大包穴是脾之大络，布于胸胁。其部位正好是胸腔的侧面，直接可以缓解生气导致的胸闷、胁肋疼痛、叹气、心口不舒服等感受。在肝气不疏的时候可以常常按揉，或大面积的敲打大包周围的整个侧面肋骨，可以舒畅胆经、脾经，并且缓解胸腔内的不舒。

(3) 督脉：后正中线。督脉是人体阳脉之海，也是人体气血旺盛的大型经

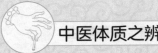

络。敲打一整条督脉，有助于畅通全身的气血，梳理全身之气。整条经络的敲打比单个穴位的点按，对全身整体症状的缓解要好得多。可以让家人协助敲打，也可走罐拔罐。可用空心掌来拍打，也可以实拳力度适中的捶打。可以站着拍背，也可以俯卧以敲打到位。自行敲打的力度不可太过，以免伤及脊椎。

5. 药膳

(1) 花西米露

材料：西米 50 克，玫瑰花 20 克，茉莉花 20 克，白砂糖适量。

做法：将玫瑰花、茉莉花放入适量开水中泡开待用：西米用中火煮 5 ～ 6 分钟至呈半透明状，将西米滤出，将泡过玫瑰花、茉莉花的水倒入锅中，加入煮过的西米，加冰糖适量，将西米煮至全透明即可。

功效：理气解郁，活血散瘀，温中健脾和胃。晶莹剔透，色泽美好。特别适合情绪压力较大的人群食用，经常食用，对改善心情会有所帮助。

(2) 玫瑰花茶

材料：鲜玫瑰花 20 克。

做法：将鲜玫瑰花放入杯中，沸水冲泡，加盖约 5 分钟后，当茶饮。每天 1 ～ 2 杯。

功效：理气活血，疏肝解郁，美容养颜。气味芳香怡人，适合女性的需求。

(3) 甘枣麦茶

材料：甘草 6 克，大枣 3 颗，麦芽 6 克。

做法：上述材料一起放入杯中，用沸水冲泡，代茶饮。每天 1 剂。

功效：健胃理气。来自于张仲景的甘麦大枣汤。主要用于妇女更年期情志不畅、潮热盗汗、急躁易怒。但高血压患者慎用甘草，糖尿病患者及腹中胀满者忌用大枣。

(4) 糖渍金橘

材料：金橘、白糖各 500 克。

做法：金橘洗净，盛入锅中，用勺将金橘逐个压扁，去核，加白糖腌渍，待金橘浸透糖后，再以小火煨熬至汁液耗干，停火待冷，再拌入白糖，放入盘中风干数日即可。

功效：理气、解郁、化痰、开胃、醒酒。

(5) 竹茹橘粥

材料：粳米 100 克，鲜橘皮 25 克（或陈皮，但量应减半），竹茹 10 克。

做法：竹茹洗净后，加水浸泡 30 分钟，烧开约 5 分钟后，去渣留汤；橘皮洗净，切成丝，与淘洗干净的粳米一起加进竹茹汤中，煮成粥。

功效：开胸顺气，理气健脾。但阳虚体质者慎用竹茹。

(6) 香苏炒菇

材料：鲜蘑菇 100 克，紫苏叶 10 克，香附、枳壳各 6 克。

做法：先将紫苏叶（后下）、香附、枳壳洗净，加水浸泡约 30 分钟，煮沸10 分钟后，再下紫苏叶煮 5 分钟，去渣取汁；蘑菇洗净，切丝炒透，加入药汁，小火炖干后，放盐调味食用。

功效：疏肝理气。但过敏体质者、痛风患者忌用蘑菇，汗多者忌用紫苏叶。

(7) 豉汁佛手瓜

材料：佛手瓜 200 克，豆豉 20 克，红椒片 10 片，盐 5 克，味精 3 克。

做法：佛手瓜去皮、洗净切薄片，豆豉用水快速冲洗；锅中加水烧沸，下入佛手瓜焯烫后捞出，锅中加油烧至八成热，下入红椒片、豆豉炒香后，再下入佛手瓜片炒熟，调入盐、味精即可。

功效：疏肝理气，健脾，缓解胃胀、腹胀等。

6. 运动　有句话说，一周不运动 3 小时则不要去见精神科医生。虽然这句话并不是完全正确，也不适合每一个人，但是运动对心理的调节作用仍是不可忽视的。运动鼓动气血、疏发肝气，并且促进食欲、改善睡眠。运动使得血液循环流动加速，身体的积滞和郁闷一起随汗液排出。运动调节代谢排出生气时产生的一些有害物质，以及失调的激素、绷紧的神经都可以在运动

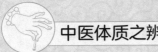

中得到平衡舒缓。运动产生内啡肽物质，可以令人放松而愉悦。我们都有体会，生气的时候体内产生一股力量，这是我们生物原始应激本能，而这股力量没有发挥，无处释放，则憋在体内。运动有助于释放出来这股能量，也就是调节神经、激素等。宽敞的环境、开阔的视野令人心理开阔，户外的活动比室内更适合放松身体、舒缓心情，所以，尽量选择户外活动。由于气郁体质需要的是释放，在运动时候可以稍微剧烈一些，汗出透彻，酣畅淋漓，舒爽畅快。当然，剧烈的运动所带来的畅快和喜悦，是令人上瘾，又不可不节制。年轻人还可以，年纪大或身体瘦弱者要量力而行。

7. **起居** 生活上，气郁体质最要保证的就是充足而优质的睡眠。研究显示，抑郁症患者多数都有睡眠障碍，而睡不好自然心烦意乱，耐受力下降，郁郁寡欢或增加攻击性。失眠和抑郁之间相互影响，密切联系。良好的睡眠习惯，是改善睡眠的第一步。晚上 11:00 前及时上床睡觉，不熬夜，及时起床，每天定点，尤其忌讳无规律的睡眠作息紊乱。舒适的睡眠会整理好身体里一切信息，让身体内和谐有序、有条不紊。

唱歌是气郁体质不错的选择。诉说可以释放压力，唱歌比诉说更消耗能量，更释放胸腔，而且不需要劳烦他人。再多愁绪，唱出来，仿佛把积怨和负能量都喊出来似的。可以一个人唱歌，也可以大家在 KTV 一起唱，或者公园里集体合唱，都是不错的选择。唱歌除了消耗能量，同时锻炼肺功能，动用了整个胸腔，正好是气郁之人最容易感觉到憋闷的部位。同时，按摩只可以触到肌肉筋骨，而声波会振动脏腑，就像猫咪打呼噜一样可以治疗内伤。所以，唱歌对于气郁体质的人会起到陶冶情操、有益身心的作用。

精油香薰对于气郁体质也是适宜的。芳香怡人，通过嗅觉刺激，直接从鼻腔进入脑神经而发挥作用，比吃下去的东西更快更精准。精油是香薰材料中比较天然的，从花朵中萃取出来香味精华，其功效不仅仅是闻着香那么简单，而是对神经内分泌都有调节作用。玫瑰精油疏肝解郁的作用强，馥郁甜香，是女性较为欣赏的香型。而其香闻久则甜腻，不免于俗，不适合很多喜欢清爽的人。茉莉花精油比玫瑰精油略带苦涩，暗香浮动，更加清雅。洋甘菊精油更加

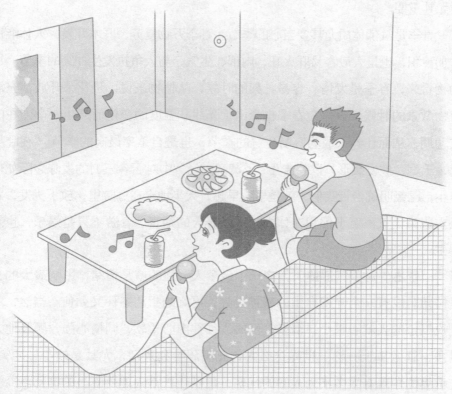

清新，味道雅致许多。杜松、雪松等精油，味道振奋深远，内涵满满，适合男性，也有一定增强自信和勇气的功能。佛手柑精油清新淡雅，类似橙和柠檬略带花香，是香水中最常使用的精油之一。其号称解郁王子，是疏肝解郁效果明显的精油。甜橙精油既振奋，又有橙子水果的香气，简约清新美好。这些精油在居室内可以提神，又有一定杀菌净化空气的功效。可以放在空调出风口，或者衣柜里，加湿器内，或者车内出风口。但是有一点要注意，行气类芳香类的精油，和药物一样，都不适宜长期大量使用，行气动气都有破气散气的弊端，理论上也会导致气虚。大量长期薰香，就好像长期大量吃药一样，都会损害身体的自主性。

保持大便通畅是气郁体质应当注意的。前面提过，肠胃是人的第二大脑，肠胃内有很多菌群以及神经，都和心理状态息息相关。很多精神抑郁的人都有便秘的情况，便秘也会影响心情。所以用各种方法保持排便的通畅对于气郁体

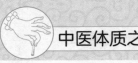

质尤其重要。

春季是气郁体质尤其要当心的季节。春季万物复苏，肝木升发，人体能量增加蓄积，也是人最容易肝火旺、内郁、生气、与人争执发生冲突的季节。从动物看来，春季是发情、容易打架的时候，从植物来说，是花朵开放，充满植物激素的时候。人体在春季也会由于光线和温度的变化而产生一个内在的波动期，从而让春天成为容易生气的季节，也是自杀率最高的季节。"夜卧早起，于庭，披发缓形，以使志生"。《黄帝内经》中对于春三月的发陈之际如何养生，已经明确告诉我们，就是早睡早起，大步地走在庭院里，放下头发，宽松衣服，让气不至于郁积在体内。所以春天的踏青、春游不只是娱乐，也是养生。

8. **情志**　对于气郁体质，症状中最令人关注的就是情绪，影响最大的也是情绪。没有一个开阔自由的精神世界，再好的生活条件又如何。当然，不是说气郁的人就心眼小，很多气郁的人往往内心柔软，同情心强，顾及他人过多，就像黛玉一样。世界这么大，充满危险和复杂，尤其是战争、冲突，在世界的角落有太多不为人知的忧伤，足以让正常人理所应当的抑郁。冷漠麻木无感，反而丧失了人本身该有的珍贵情怀。而我们也发现，在身边的人，有些经历坎坷却并未被忧伤打倒，有些处境不错却伤感满怀。遇到同样的一件事情，不同人的表现千差万别。一杯水洒了半杯，有些人说好可惜失去了半杯水，而有些人则会庆幸幸好还有半杯没洒完。这就清晰地分出了乐观主义和悲观主义两种思维方式。

我们所讨论的气郁体质，大多不在经历重大创伤和世界不合理事件内，而是那些没有明显的心理创伤事件却依然闷闷不乐的人，这才是气郁的人中最值得我们改变的人群。这就是气郁体质，也是通过其他手段可以调理的体质。情绪并非无缘无故产生，也不是非得好事连连才能让人高兴，有一个基础幸福指数，是正常状态下人开心不开心的基本状态。正常情绪的第一步就是界限感，分清自己的事情，别人的事情，共同的事情。我国由于历史的家庭构成原因，普遍缺乏界限感。擅自干预别人权限内的事情，或者把自己的问题认为是别人的不对。不管是工作还是家庭，把别人的事情当成了自己的事情，就会过多干涉，心生不满，产生典型的父母参与儿女家庭，协助择偶，小家没有自己的男主人、女主人，甚至七大姑八大姨来问询的场面。把自己的事情当成了别人的事情，则会产生依赖和不满，认为别人不够关心，也就是买房理所应当问家里伸手甚至啃老的现象。若追求完美，把对工作的执着带到了生活中，就会影响生活。对工作上的一丝不苟，遇到重重困难克服到底，是敬业精神也是钻研精神，而拿到家里对人就成了斤斤计较和偏执。学校的学习大多教会我们如何工作如何学习，而少有教会我们如何生活、如何与人相处、如何幸福。在缺失的时候，很多人不由自主地将学习工作的模式和世界观直接转移到家庭里，成为不犯错误却难以相处的人。这些都是很多人会抑郁，会在平凡简单的生活中高兴不起来的原因所在。了解一些界限的概念，慢慢地用在生活里，可能对于气郁体质的人会有些实际的帮助，比做人要知足要开心的心灵鸡汤实用得多。

血瘀体质 —— 不通则寒不通则痛

血瘀体质，就是全身血液循环不流畅的状态。血行不畅，以肤色晦暗、舌质紫暗等血瘀表现为主要特征的体质状态，属于长斑派。这里的血，是中医的血，是概念中最类似于现代医学中"血液"的。由于血色红有形，在古代的概念中比较明确，故在数千年的流传中少有变迁。这里的血，暂且可以简单理解成我们血管中流动的红色液体。

大的血管好比长江、黄河，小的血管好比小河、小溪，什么情况下河流会缓慢呢？血瘀也就是血液循环不流畅。可能是局部的有一些淤堵，也可能是由于功能下降导致全身血液循环比别人流淌得慢一些，可能是血管不够宽阔平滑，还可能是血液黏稠、流动性差所致。

解决血瘀的思路就像修水利一样，从血管、从血液、从推动的气、从阻碍的淤堵着手。这里，可能大家会联想到动脉硬化、高脂血症、高血黏度、微循

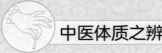

环障碍等老年人经常面临的困扰。确实如此，血瘀体质与心脑血管疾病息息相关。除此之外，中医的血还与肝、妇科、睡眠、情志有关，所涉及的问题不仅仅是表面的脑出血、脑梗死、血栓等，健忘、失眠、精神错乱等看似无关的问题也是由于血瘀所致。好在血是鲜艳的红色，让我们很容易看清它。我们的面部、嘴唇、舌头、指甲、眼睑，都是血液充盈的可视窗口，一眼就可以看到血液到底瘀不瘀。血液中红色是红细胞的颜色，当血液含氧量高、流动快则呈现红色，血液含氧量低、流动不畅则呈现紫色。淡粉色、红色、暗红色、紫色、紫黑色，不同程度的红至黑之间，都是血液循环情况的体现。

血瘀体质的形成与先天禀赋和后天获得两方面有关。先天主要指素有恶血、瘀血留滞体内；后天主要指寒热痰湿之邪凝滞，气机不畅，跌仆损伤，久病入络，年老血供不畅，日久致瘀血内结。瘀血留于内，影响气血津液的正常运行，久之则会影响人体的生理功能，形成偏颇体质，感邪而发相关疾病。

大体来说，血瘀体质主要与年龄有关，即"年老致瘀"。中老年以后，人体的正气逐渐衰减，因心主血脉，心气不足而推动无力，血流缓慢，淤滞于脉管，进而形成瘀血。老年人如"积秒沟渠"，年代久远，其堤防多溃，亟待修补，泥沙淤积，"必多壅塞"，又当疏通。人体之血气由盛至衰，由通畅至凝泣，老年人血气懈惰，欲静而不欲动，"食后便卧及终日稳坐，皆能凝结气血"，故"老人气血多滞"。

血液为阴，遇寒则凝，遇热则妄。《素问·举痛论》有云："寒气客于小肠膜原之间，络血之中，血涩不得注于大经，血气稽留不得行，故宿昔而成积矣。"血得温则行，得寒则凝。长期受寒气侵袭会造成血瘀体质。通常，暴露在寒冷空气中的身体会冻得发紫，由于寒冷，血管会收缩以保存热量，故局部血液循环变慢、血流减少。除了这种情况，长期处于寒冷的环境中，会造成身体局部血液循环持续减少，进而在不知不觉中形成血瘀体质，如腰痛、腿痛、痛经等，这些都与寒冷导致的血瘀有关。

从饮食口味来说，咸味、辛辣与血瘀体质的形成关系紧密。盐是日常生活中不可缺少的调味品，也是维持人体新陈代谢的必要物质。世界卫生组织指出，成人每日摄钠 1～2 克就可以满足生理需要，而摄入过多会对机体造成损害，正如《黄帝内经》所云"盐者胜血"，《灵枢·五味论》中云"血与咸相得则凝"，《素问·五脏生成》中云"是故多食咸，则脉凝泣而变色"。由于体质形成具有缓慢、稳定的特点，因此，倘若长期过量食用盐，致使血行不畅，则易形成以肤色晦暗、舌质紫黯等血瘀表现为主要特征的相对稳定的血瘀体质。常食辛辣食物也会促进血瘀体质形成，因为这些食物属于辛热温燥之品，经常食用易助热化火生痰，煎灼津液，津血同源，久之形成血瘀体质。

在生活作息方面，睡眠与女性血瘀体质有密切关系，由于现代社会工作生活节奏加快，部分女性常会因学习、工作或生活原因而熬夜，经常熬夜及睡眠不规律会促进女性血瘀体质的形成。女性心思细腻，对于事情常常反复思量，

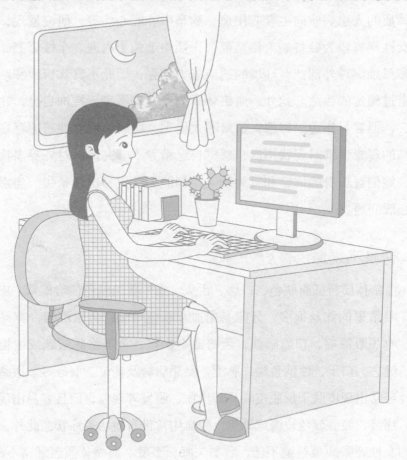

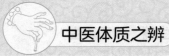

容易发生失眠，长期失眠会导致心神失养、气血失和，从而促进血瘀体质的形成。在运动锻炼方面，缺乏运动锻炼的女性容易形成血瘀体质。特别是流产，无论是自然流产还是人工流产，都会促进女性血瘀体质的形成。

此外，情志因素也是导致血瘀体质形成的一个重要因素。《灵枢·百病始生》云："若内伤于忧怒，则气上逆，……凝血蕴里而不散，津液涩渗，著而不去，而积皆成矣。"表明气滞不畅可造成血瘀体质。女性的心理特点与男性不同，通常，女性对外貌、工作和婚姻的要求比男性更高，容易缺乏安全感，为生活担心。因此，女性经常出现紧张、焦虑、抑郁等情绪，而长期的紧张、焦虑、抑郁容易导致气滞，久之则形成血瘀体质。

血瘀体质人群占比为7.95%，以南方人、脑力工作者、女性多见。血瘀体质的人患病倾向主要有出血、脑卒中、冠心病等。研究发现，血瘀体质女性具有较为独特的人格特征，在性格上偏于内向、个性倔强、喜好安静和孤独。对外部社会环境的适应能力不强，因此不喜欢冒险和刺激，更愿意过稳定的生活。此外，血瘀体质的女性还不善于掩饰自己，性格较为朴实，但容易焦虑、抑郁，情绪不太稳定。血瘀体质女性普遍存在幸福感不高的现象，常对现状不满，感觉自己精力不够充沛，对外界事物不感兴趣。她们对自身的情感和行为缺乏控制能力，更易出现紧张、焦虑、抑郁等心理问题。

你是不是血瘀体质

血瘀体质特征有肤色、口唇、舌头、指甲普遍颜色偏暗偏紫。皮肤较粗糙，眼睛里的红丝很多，牙龈易出血。肤色晦暗，色素沉着，容易出现瘀斑、有黑眼圈等，口唇暗淡，舌暗或有瘀点，舌下络脉紫黯或增粗。易烦躁，健忘，口干，性情急躁，脉涩。易患癥瘕及痛证、血证等。血瘀体质的女性经常出现皮肤干燥脱皮、牙龈出血、脱发等现象，而且容易出现月经不调、痛经、经血颜色较深或紫黑，经血中常带有血块等症状。此外，血瘀体质的女性睡眠质量普遍不佳，容易失眠、多梦。血瘀体质者通常不耐寒邪。

随着年龄增长，血瘀体质人数逐步增多；女性血瘀体质明显多于男性。这些特征中，最容易辨认的就是颜色。血瘀体质，通过"看"出来比"感觉"出来更容易。我们全身上下，除了骨骼、关节腔、眼球内部等，均有丰富且可见的血供，一些丰富的毛细血管表面没有太多遮盖，暴露在外部。从这些部位我们可以看到血的状态，如嘴唇、舌头、甲床，当然面部也有丰富的毛细血管。血瘀体质的人，由于血液循环迟缓，血液中氧气含量不足，颜色较深。首先，面部颜色会比较暗，有甚者还会发紫。其次，再看口唇。正常人唇色淡红色，如果色偏白几乎无血色，一般是血虚，就是血液少。典型就是大出血的人或患有贫血的人，他们的口唇往往是白色的。粉色，是比较年轻的颜色，这种颜色除了代表血液循环好、血液充盈，还表明营养充足和皮肤透亮。儿童、少女等年轻人的肤色通常会稚嫩明亮，唇色也以粉色为主。随

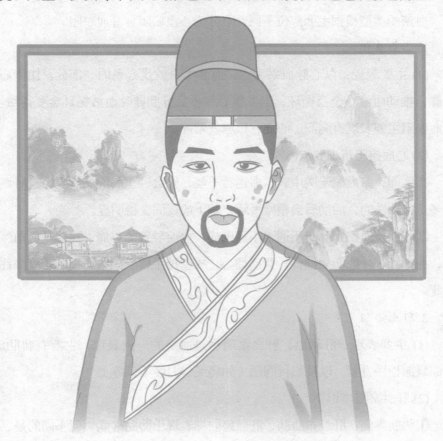

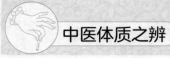

着年龄增长，皮肤颜色和唇色均有加深，角质增厚、黑色素增加，颜色逐渐呈变暗趋势。年龄的增长自然会导致血液循环的变化，年纪大的人自然没有年轻时粉嫩透亮，但血瘀体质的人，这种变化会来得更早一些，甚至在年轻时就已经表现出了口唇发紫了。暗淡、紫红色、紫黑色，这些都是血瘀的明显表现。舌头和口唇的颜色基本是统一的，舌下络脉的表现更加显而易见。舌头卷起来，下面有几个络脉，如果是简单的、相对笔直的线路则正常，如果分支偏多，很多拐弯，而且颜色紫黑，那就是血瘀的表现了。指甲也一样，正常情况下，把手平放在桌子上，看指甲的颜色，小孩和年轻人通常是粉色的，如果颜色发青、发乌，则说明指尖的血液循环不好，而指尖属于末梢循环，说明整体可能就属于血瘀状态了。这样的人往往还伴有指尖发凉、冬天手脚怕冷的情况。

血瘀的类型根据主要部位不同，可分为心血瘀阻、肝血瘀阻。

1. 心血瘀阻

(1) 主要表现：以心脉血瘀为主，血脉本身就是心系的一部分。由于心主血脉，推动血液在全身循环，当发生心气不足等问题时血液循环会变得缓慢。心血瘀阻主要表现有胸闷、心痛、口唇发紫等。

(2) 心血瘀阻辨识要点

①胸闷：瘀血聚于胸中，气血运行不畅，则会产生胸闷的感觉。这种胸闷大多是持续性的，活动后会稍微缓解，躺下或夜间变得明显。

②心痛：血瘀则脉络不通，不通则痛。血瘀导致的心痛，往往是心前区疼痛，痛如针刺，或心痛彻背、背痛彻心，或牵扯手臂。一些典型的心绞痛往往如此。

2. 肝血瘀阻

(1) 主要表现：肝藏血，肝血瘀阻也是血瘀的一大表现，主要有胁肋痛、面部唇部指甲青紫，以及妇科问题（如痛经、月经不调等）。

(2) 肝血瘀阻辨识要点

①胁肋疼痛：肝经布胁肋，肝血瘀同样表现出胁肋疼痛。但不同的是，以

刺痛为主，并且主要在右侧胁下肝脏部位。典型的肝硬化，其中大多数属于肝血瘀阻的体质，其疼痛特点就是肝区疼痛。

②面青唇紫：肝血瘀阻可见面部、口唇、指甲青紫。青色是肝之色，其他的血瘀类型不易见到整个面部呈青绿色，而肝血瘀阻则可见面部青色。口唇、舌头、指甲等由于血液循环不畅而变暗，呈紫色。

③妇科问题：女子以肝为先天，以血为本。多数妇科病都在于血虚、血瘀等。活血化瘀是治疗妇科病最常见的手法。血瘀于胞宫，不通则痛，痛经、夹有血块、色紫黑，这些是血瘀的月经病的特征。或月经后期，闭经，瘀血不下而阻于胞宫，月经迟迟不来。产后病也与血瘀有关，如产后恶露不尽、子宫复旧问题等。

④虚劳诸症：肝为罢极之本，诸虚劳损皆伤肝。肝血瘀阻是虚劳的表现之一。多方面因素，如饮食、劳作、心力交瘁、休息不足等，经长年积累导致的一种慢性劳损状态，表现为精力下降，不耐久力，力气不足，胃口一般，睡眠也不好，整个人暗淡而虚弱。这也是肝血瘀阻表现。

血瘀体质怎么办

血瘀体质的调体原则为活血祛瘀、疏利通络，通过促进血液流动，以促使瘀血消散。辨血瘀体质调治疾病主要以养阴活血、调气化瘀为要点。宜动不宜静，宜热不宜凉。要根据导致血瘀的情况进行防寒保暖、保持心情开朗、避免过度劳累，病后充分休息调养等。

1.饮食 多食具有活血化瘀作用的食物，少食肥肉等滋腻之品。可多食黑豆、山楂、醋、玫瑰花、洋葱、桃仁、山核桃、海藻、海带、紫菜、萝卜、胡萝卜、金橘、橙、柚、柠檬、桃、李子、山楂、醋、绿茶等具有活血、散结、行气、疏肝解郁作用的食物。少量饮用红葡萄酒，能促进血液运行。醋也有活血行瘀之功，可适当多食一些。居家做菜时，可以在菜肴中加入丹参、桃仁、川芎等活血化瘀的中药。少食肥肉、奶油、鳗鱼、蟹黄、蛋黄、鱼籽、巧克力、油炸食品、甜食，防止血脂升高，阻塞血管。不宜吃冷饮，避免影

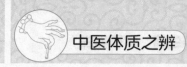

响气血运行。有研究指出，高盐饮食不仅会引起平均血压升高，而且可致全血黏度、血浆黏度、纤维蛋白原含量显著增高。所以，血瘀体质的人应当少吃盐，可采用醋、植物调味品等弥补限盐后的口感要求。

(1) 山楂：山楂酸甜可口，帮助消化，尤其是肉食，且其活血功效明显，能显著降低血清胆固醇及三酰甘油，有效防治动脉粥样硬化；山楂还能通过增强心肌收缩力、增加心输出量、扩张冠状动脉血管、增加冠状动脉血流量、降低心肌耗氧量等作用，发挥强心和预防心绞痛的效用。此外，山楂中的总黄酮有扩张血管和持久降压的作用。因其活血化瘀的作用，可作为血瘀型痛经患者的食疗佳品。

(2) 木耳：色泽黑褐，质地柔软，味道鲜美，营养丰富，可素可荤，有养血驻颜、祛病延年的功效。主治崩中漏下、血痢下血、痔疮、高血压、贫血、肠风下痢，对痔疮便血、产后瘀血、女性经血过量、尿血及外伤出血等病症均有较好的辅助疗效。可使人体内被吸收的纤维、粉尘等有害物质在短期内被分解掉，并可帮助体内和肺部的纤维、粉尘等排出体外。有阻止血液中胆固醇沉积和凝结的作用，能减少血液凝块、防止血栓形成的功能，可缓和冠状动脉粥样硬化，对冠心病和心脑血管病有较好的辅助治疗效果。

(3) 醋：食醋的主要成分是醋酸，还含有丰富的钙、氨基酸、琥珀酸、葡萄酸、苹果酸、乳酸、B族维生素及盐类等对身体有益的营养成分。对于爱吃咸的人来说，多一点醋少一点盐，可减少盐的摄入量，提高口感。食醋可有效防止动脉硬化，软化血管，降低血压，对人体酸碱平衡也有好处。

(4) 柠檬：柠檬中的柠檬酸与钙离子结合形成可溶性化合物，能缓解钙离子促进血液凝固，防治高血压和心肌梗死。其活血抗凝作用比较明显，故女性在经期应避免吃柠檬或喝柠檬水，否则可能导致出血过多。

(5) 洋葱：洋葱活血化瘀，对心脑血管病的预防尤其有效。洋葱所含的环蒜氨酸是降血脂的有效成分，故洋葱被认为是抗动脉粥样硬化的良药。洋葱含有的前列腺素是一种较强的血管舒张剂和软化剂，能减少血管和心脏冠状动脉的阻力，促进钠盐的排泄，降低血压，是高血压患者的佳蔬良药。

（6）葡萄：红葡萄具有溶栓、抗凝血和溶纤维作用，可降低血小板的凝集，类似阿司匹林。葡萄皮中所含的类黄酮物质，对预防心脑血管病有一定作用。

（7）红葡萄酒：法国人饮食中胆固醇含量不低，但心脑血管疾病发病率却很低，一定程度上得益于红葡萄酒。红葡萄酒中有白藜芦醇，可以增加体内的高密度脂蛋白，而红葡萄酒也是一种有效的血液稀释剂，通过保护动脉和降低血凝块的形成起到预防冠状动脉心脏疾病的作用。红葡萄酒中含

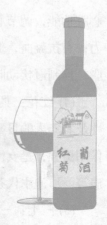

有丰富的抗氧化剂，特别是其含有的总黄酮和白藜芦醇可以帮助中和自由基，减少炎症。一些研究表明，每天饮用适量的红葡萄酒可以帮助女性降低老年骨质疏松症的风险。

2. 草药　主要为活血化瘀的药物，而不同的药物偏重不同，活血的范围也不同，兼具的效果不同。选择药物时要考虑病位、性别、针对症状等因素。活血自然难免迫血、动血，活血太过自然有出血倾向。所以，活血药和理气药一样，不可太过，过则伤血，容易导致出血或血虚等情况。

（1）当归：非常适合女性，其性甘温质润，养血同时活血，可用于调经止痛，治疗血瘀等导致的月经不调及痛经等。适合平日做保健品、做调料炖汤等。

（2）川芎：活血行气、祛风止痛、开郁，活血的同时具有行气的功效，用于血瘀导致的心绞痛胸闷憋气、心脑血管疾病、妇科病、跌打损伤头痛等。

（3）丹参：活血调经，祛瘀止痛，凉血消痈，清心除烦，养血安神。月经不调，经闭痛经，癥瘕积聚，胸腹刺痛，热痹疼痛，疮疡肿痛，心烦不眠；肝脾肿大，心绞痛。用于胸肋胁痛，风湿痹痛，癥瘕结块，疮疡肿痛，跌仆伤痛，月经不调，经闭痛经，产后瘀痛等。治疗胸肋疼痛、癥瘕结块，以及月经不调、经闭经痛具有良效，常与川芎配伍应用。在治疗气滞血瘀所致的胸腹疼痛方面很有效，能扩张冠状动脉，增加冠状动脉流量，改善心肌缺血、梗死和

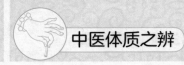

心脏功能，调节心律，并能扩张外周血管，改善微循环；能提高机体耐缺氧能力；有抗凝血，促进纤溶，抑制血小板凝聚，抑制血栓形成的作用；能降低血脂，抑制冠状动脉粥样硬化形成。

(4) 红花：具有辛散温通的功效，入血分，可以活血、化瘀、痛经，是女性及老年人的日常保健佳品，但用量不宜过大。其实，红花的化瘀功效比活血作用更强，是女性调理月经的常用之物，常用于治疗痛经、月经失调、经闭腹痛等。可泡水代茶饮。也可泡成药酒，内服及外用。

(5) 三七：三七因云南白药而闻名，具有活血、止血的作用，普遍用于骨科、外伤和内科疾病。三七除了活血化瘀外，还具有补肝肾的作用。常可预防中年妇女面部斑点的发生。

3. **药方及中成药** 以活血化瘀作用的药物为主，再辅以行气止痛、益气养血、利湿化痰、清热养阴之药，标本兼顾、调治结合。市面上常出售的活血化瘀药，主要用于治疗妇科病或心脑血管疾病。

(1) 桃红四物汤：四物汤出自《仙授理伤续断秘方》，其功效为活血化瘀、养血补血，临床以其为基础方，加减化裁，用于治疗冠心病、哮喘、肝硬化、胃轻瘫、痛经、子宫出血、黄褐斑等多种疾病。桃红四物汤加了桃仁、红花，增强了活血化瘀功能，适合女性血虚加血瘀的妇科病，也可作为日常保健美容养颜调经的药方。

(2) 复方丹参滴丸：理血药，具有活血化瘀、理气止痛之功效。方中丹参祛瘀止痛、活血养血、清心除烦，为主药；辅以三七活血通脉、化瘀止痛；佐以冰片芳香开窍、行气止痛。诸药相配，共奏活血化瘀、芳香开窍、理气止痛之功。主治气滞血瘀所致的胸痹，症见胸闷、心前区刺痛；冠心病心绞痛见上述证候者。

(3) 桂枝茯苓丸：出自《金匮要略》，其功效为活血化瘀、缓消癥块，用于治疗妇女原有瘀血留滞胞宫，致妊娠胎动不安、腹痛、漏下，现代临床用于治疗子宫肌瘤、卵巢囊肿、慢性附件炎、痛经等妇科疾病。

(4) 新生化颗粒：补气、活血，经常用于产后帮助子宫复旧。

4. 穴位

(1) 血海：在大腿内侧，髌底内侧端上 2 寸，当股四头肌内侧头的隆起处；屈膝取穴。坐在椅子上，将腿绷直，在膝盖侧会出现一个凹陷的地方，在凹陷的上方有一块隆起的肌肉，肌肉的顶端就是血海穴。血，受热变成的红色液体也。海，大也。该穴名意指本穴为脾经所生之血的聚集之处。血海的功能主要就是活血化瘀，位于脾经，主要以缓解妇科血瘀为主。经常按摩此穴，可以养肤润燥，防止皮肤瘙痒；调节气血，减轻黄褐斑、雀斑、色素沉着；活血化瘀，缓解痛经、月经不调、月经夹有血块等。

(2) 膈俞：膈俞位于第 7 胸椎棘突下，旁开 1.5 寸，是足太阳膀胱经第 17 穴，是八会穴之血会。和血瘀有关的疾病都可以通过膈俞来治疗。位于背部，更适合敲打。主治呕吐、呃逆、气喘、吐血等上逆之证。

(3) 督脉：后正中线。督脉为阳脉之海，其宏大，可以鼓舞全身气血运行。可以敲打、刮痧、推拿。尤其适合刮痧，可祛寒、祛瘀血，促进新血再生。从颈椎开始，自上而下，一直刮到骶椎，以微微出痧为准，感受舒适为度。每次刮痧后，需等到痧点褪尽，再进行下一次刮痧，不可在原有痧点之上再刮，否则容易治疗过度，伤及局部皮肤。也可能使机体对治疗产生耐受和依赖，影响自身调节能力。

5. 药膳

(1) 山楂红糖汤

材料：山楂 10 枚。

做法：将山楂冲洗干净，去核打碎，放入锅中，加清水煮约 20 分钟，调以红糖进食。

功效：活血散瘀、消食健胃。

(2) 黑木耳大枣汤

材料：黑木耳 30 克，大枣 20 枚。

做法：将黑木耳洗净，大枣去核，加水适量放入锅中，煮 1 小时左右。食用时加蜂蜜少许调味，早、晚各 1 次。

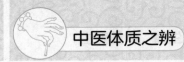

功效：活血散瘀、健脾补气。对面部有黑斑的爱美人士来说是绝佳的美容佳品。

(3) 当归炖鸡

材料：鸡肉 1000 克，当归 20 克，姜块 20 克，葱头 30 克，精盐 10 克，绍酒 30 毫升，味精 3 克。

做法：鸡肉、姜、葱洗净。砂锅置于旺火上，加入清水，放入鸡肉，烧开后，撇去血沫，加入当归、姜、葱、绍酒，移至小火上炖烂，最后加入精盐、味精，调好味即可。

功效：活血散瘀、补血益气。对气血不足的产后妇女很有裨益。

(4) 洋葱木耳

材料：洋葱 1 个，木耳 150 克，醋、香油、味精、生抽、盐各适量。

做法：洋葱切片，木耳切块，开水放入木耳烫下即捞出，洋葱和木耳放入盘子里，加入醋、香油、生抽、盐、味精，拌匀即可食用。

(5) 益母桃茶

材料：益母草、延胡索各 5 克，桃仁 3 克。

做法：将原料洗净后，水煎代茶饮。每天 1 剂。

功效：行血活血，调经止痛，主要用于妇女经行腹痛者，在行经前 1 周用。但有崩漏（指妇女不在行经期内，阴道持续或大量出血。出血量多且来势急骤者称为崩；出血量少但持续不断者称为漏）者及孕妇，均不宜食用。

(6) 红花药酒

材料：红花 40 克，粮制白酒 1000 毫升。

做法：将红花用纱布包好后洗净放入广口瓶中，加入白酒，浸泡 15 天（夏天）或 30 天（冬天）即可。每次服 25 毫升左右，每天 1 ～ 2 次。

功效：活血化瘀，主要用于外伤癣青、肢体疼痛者。但孕妇、月经过多或有其他出血倾向者应禁服。

(7) 柠檬蜜

材料：柠檬 3 个，蜂蜜适量。

做法：柠檬去核，与皮一起切丝，越小越好。放入密封罐里，加入适量蜂蜜盖过柠檬即可。

功效：柠檬与蜂蜜相融，既可以缓冲柠檬的酸，又可以制约蜂蜜的腻，可谓相得益彰。新鲜柠檬切开不易保存，腌在蜂蜜中可以使维生素得以保存，口感极佳。活血效果明显，女性经期应避免食用。

6. 运动　"心主血脉"，"运动生阳"。"阳"指阳气。人在感到发冷时跳一跳、蹦一蹦就不冷了。这跳蹦就是运动，可以使血液循环加快，有助于阳气产生。血瘀常常是气滞、气虚所致，气血相连，经常运动才能使气血运行畅通无阻。对一般人来说，太极拳、气功、散步、中慢速跑步、体操、骑自行车、爬山、游泳等都是适宜的运动项目。运动时，血液运行加快，有助于瘀血消散。多做有益于心脏血脉的活动，如各种舞蹈、太极拳、八段锦、动桩功、长寿功、内养操、保健按摩术等均可实施。总之以全身各部位都能活动、助气血运行为原则。但是对于心血管有问题或病情较重的人，切忌运动过量。

7. 起居　这种体质的人应保持作息时间规律，保证睡眠充足，应加强体育锻炼，以免气血运行不畅。此外，血瘀体质的人一般心血管功能较弱，不宜做大强度的体育锻炼。

体内的水分通过呼吸、皮肤蒸发和大小便排出。如不及时补充水分，可使血液中水分减少，导致血黏度增高，血行缓慢。所以，平时宜多饮水，每天摄入量不少于 2000 毫升（约 8 杯水）。老年人因元气的推动功能减退，容易导致气滞血瘀，宜坚持"快步走"。"快步走"时吸入的氧气，是人体安静状态下的 8 倍，能大大改善"血瘀"状态。

"寒则气滞"，"寒则血凝"，平时生活中也要注意保暖，避免生冷，避免保持一个姿势太久（如久坐等）。气滞血瘀体质除衣被保暖外，在寒冷环境的时间不宜过久。冬季室温不应太低。夏季使用空调降温，室温也不宜过低，一般宜保持在 25 ～ 26℃。每天用热水泡浴，有利于改善全身气血运行，如能定期进行药浴、按摩，则效果更好。对瘀血体质的人来说，四季保养的关键季节是春天。春天阳气升发，肝脏登上生命舞台唱主角，欢快得不得了。如果穿很紧

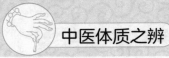

的衣服，再生点闷气，久坐室内，肝脏不能正常疏泄，就容易气滞血瘀。一定要让肝舒展，多做舒展身体的动作，比如一些伸拉运动。要"披发缓行"，头发尽量蓬松，不要紧扎，穿衣服也要宽松，这样有利于气血的生发。另外，秋冬季节要特别注意保暖，秋天不要"秋冻"。

8. 情志　"喜则气和志达，荣卫通利。"荣卫指荣血、卫气，通利指卫气荣血运行通畅。可见精神乐观能大大改善血瘀体质。若常苦闷、惆怅忧郁，会加重血瘀的程度。七情的协调与否，主要是由个人性格、心态、思维方式所决定。开朗、乐观、平和与人相处，想事做事不过分、不偏激，对于人际关系、利益得失不敏感、不快不幸过去就忘的人少见血瘀体质。

要注意培养兴趣爱好。如果兴趣、爱好比较广泛，气就不容易郁结，也就不会钻牛角尖。所以，在生活中不妨思维活跃一些，兴趣多一些。集邮、摄影、绘画、放风筝、钓鱼、遛鸟、抚琴、吹箫、阅读都可以。人只要沉浸在自己喜好、感兴趣的事情中，都会聚精会神、平心静气，这实际上是在静养心神。

要多交性格开朗的朋友。和开朗的人在一起，心情自然就开朗；和压抑的人在一起，心情自然就郁闷。情绪是会互相感染的。

特禀体质 —— 不一样的你

特禀体质是特殊禀赋，指由于遗传因素和先天因素造成的特殊体质，主要包括过敏体质、遗传病体质、胎传体质等。这些问题和之前的气虚、痰湿体质等相比，具有一定特殊性，所以单独归类。其中最常见的就是过敏体质。如今过敏体质的人越来越多，且有明显的个体差异，常见的有花粉过敏、油漆过敏、鱼虾过敏、青霉素等药物过敏，特殊的还有对牛奶、鸡蛋、灰尘，甚至馒头、米饭过敏的人，严重影响正常生活。过敏表现轻者为喷嚏、咳嗽，如过敏性鼻炎等，还有过敏性荨麻疹，皮肤会出现片状突起，呈红色伴瘙痒，且越抓越痒，搔抓处很快就凸起一片荨麻疹。严重者可表现为气管痉挛、哮喘、呼吸不畅、窒息等或过敏性休克，累及全身多器官的综合症状。

过敏又称超敏反应，简单解释就是免疫系统的过度敏感，对一些寻常事物表现出过度的警惕和过激的反应，甚至把我们所需要的或自身的成分当成外来敌人进行攻击，给日常生活带来麻烦。所以，归根结底是免疫系统的高度紧张敏感导致的。现代医学可以用一些方法寻找过敏原，精确地检测出来究竟对什么过敏。比如，对花粉过敏的人，在花开的季节尽量少出门；对牛奶过敏的人，不喝牛奶就可以了；对米饭过敏的人，可以改成吃馒头。只要避开过敏原，注意自我保护，就可以正常生活。而实际上我们发现，过敏的人往往不是只对一种物质过敏，很多人查出的过敏原并非简单一个，而是十几个甚至上百种。大量过敏原充斥在日常生活中，很难避免，如对灰尘过敏、冷空气过敏、常吃的食物过敏，宠物毛过敏。这些过敏原严重影响正常生活，给人们生活带来极大不便。很多人心生不满，为什么别人都好好的，偏偏我要对这个过敏？的确，这就是问题关键所在。

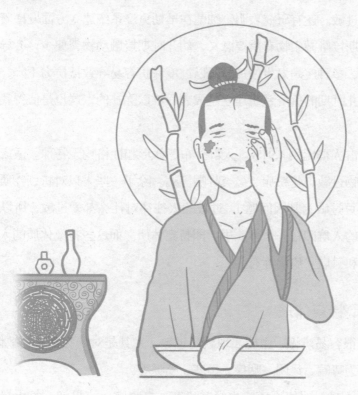

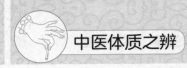

过敏不是花粉的错，不是灰尘的错，不是药物或米饭的错。问题在于每个人自身的体质，为什么有些人的身体会对这些东西过敏？

如今过敏的人越来越多，尤其是小孩子。很多人责难于环境的污染、饮食的不安全等。而更细心的人还会发现，城市的小孩和家庭条件优越的小孩更容易发生过敏性鼻炎、湿疹、过敏性哮喘等疾病。很多人觉得细菌会让人生病，应该少接触才能保证健康。有些人认为人与自然不可分割，不干不净吃了没病，只有在细菌中锻炼的孩子才是健康苗壮成长。有研究表明，过敏体质的形成与小时候太干净有关系。儿时被父母过度保护，幼时接触的细菌太少，免疫系统发育受到影响，导致患病概率增加。比利时根特大学的研究人员近年来证实了这个关系，发现暴露在细菌内毒素环境中的小鼠，在接触尘螨（普遍灰尘中存在的螨）后哮喘的发生率降低了。而没有接触细菌的小鼠，接触尘螨后几乎都发生了哮喘。这或许解释了农村长大的孩子为何不容易过敏，而城里的孩子那么容易过敏。还有研究表明，细菌在早期免疫系统建立方面发挥着重要作用，人在早期接触微生物有重要意义，幼儿时期接触动物粪便少，会导致成年后发炎更多、多种疾病发生增加。所以过度保护容易导致抵抗力下降，体质不健壮。而幼儿时期的免疫系统建立是成人后难以弥补的，这也是值得我们反思的。

特禀体质占人群比例4.91%。人群分布、体形和性格均无特殊。适应能力差，容易患药物过敏、花粉症、鼻炎哮喘等病。除了一些人只对特别物质过敏的情况（如蚕豆过敏为基因问题），过敏的人往往对什么都爱过敏，所以把这种倾向于过敏的人群归在一个体质里，即特禀体质。而这些特禀体质的人，又与中医学证型和气虚、痰湿等有关。

你是不是特禀体质

特禀体质很容易辨识，主要表现就是过敏，尤其是对什么都有过敏倾向。最常见的表现为哮喘、风团、咽痒、鼻塞、喷嚏等。

1.**呼吸道表现** 即使不感冒也经常鼻塞、打喷嚏、流鼻涕。每天早晨醒来起身，需要打几个喷嚏。由于早晨醒来阳气振奋，足以对抗外邪，从而振奋精神喷嚏连连。这说明了素体的阳气虚弱，而外邪一直潜伏的状态。鼻塞，不通气，会影响睡眠。遇到冷空气则流鼻涕、清涕，有时还可能滴下来，严重影响生活和个人形象。严重的哮喘、气管痉挛，闻到油烟或浑浊空气则呼吸困难、气喘、窒息感。哮喘的严重急性发作就比较危险了，而仅仅靠药物一时缓解，在不发作的时候我们能做些什么呢？当然不是坐等发作。调理体质则是根本。

2. 皮肤表现 皮肤上最主要表现为荨麻疹，中医学称为风团。遇到过敏原，甚至湿冷的空气，皮肤就会瘙痒，一抓则迅速蔓起片状风团，或白或红。有些皮肤在正常状态下，也会一抓就出现抓痕或片状凸起，边界分明，甚至可以在皮肤上作画。严重的可出现紫红色瘀点、瘀斑、全身皮疹、红斑、溃烂，甚至是剥脱性皮炎。有些人的风团总是发生在冷空气下，再加点潮湿感，风一吹，暴露在外的皮肤最容易发生，在衣服里的位置则相对安好。这也说明了荨麻疹与风、寒、湿有关。也有些人的荨麻疹色红而发热，春夏则发，秋冬则消。这种类型往往和湿热有关。

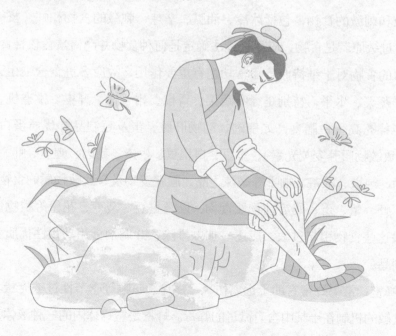

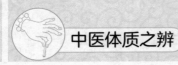

特禀体质怎么办

特禀体质首先需要做好防范措施，尽量避免接触过敏原，减少痛苦，尽量减少对生活的影响。当然，防不胜防的过敏原太多，逃避只是权宜之计。一些抗过敏的药物大多与激素有关，可以应对紧急状况，家中常备。在发作之后和下次发作之前的这段时间，不能只有坐等，可以采用很多方法来积极调理体质，减轻发作，减少发作次数，逐渐变为不发作，最终达到对过敏原不再过敏的健康状态。前面我们说过，过敏的发生与过度干净有关，所以要想改变，请从生活习惯上做起吧。我们每天接触无数细菌，大多不会导致疾病，而这些细菌和免疫相互依存，互动很多。所以接触一定量的细菌，有助于调节免疫系统。比如，居室内无特殊需要，正常清洁即可，不必经常使用消毒剂。专门杀菌基本属于过度清洁，容易导致细菌耐药。正常触摸树木、泥土、沙子等自然环境，无须特别避开。激素等虽可消除过敏症状，但长期使用会有不良反应，中医药对过敏有改善作用，包括中草药、穴位敷贴、针灸等。

1.饮食　饮食宜清淡、均衡，粗细搭配适当，荤素配伍合理。避免食用容易致敏和刺激的食物，包括冰冷、油腻、辛辣、刺激的食物和虾、蟹等寒性食物。过敏原若是食物，应尽量设法确定是何种食物并严格禁食该种食物。含维生素的食物对于维持血管正常功能有重要作用，故应多进食含维生素丰富的新鲜蔬菜、水果，特别是绿叶蔬菜、青椒、柑、橘、鲜枣、猕猴桃、梨等。适当补充高蛋白膳食，如瘦肉、动物肝脏、蛋及豆制品等优质蛋白质。荞麦(含致敏物质荞麦荧光素)、蚕豆、白扁豆、牛肉、鹅肉、鲤鱼、虾、蟹、茄子、酒、辣椒、浓茶、咖啡等辛辣之品、腥膻发物及含致敏物质的食物中，注意鱼、虾、蟹、蛋、奶等动物性食物，以及蚕豆、菠萝、花粉等植物性食物。如果这些食物引起过敏，应逐一加以排除，并调剂食用动物性优质蛋白质和豆制品。

(1) 蜂蜜：常喝蜂蜜有助于远离伤风、瘙痒、咳嗽等季节性过敏症状。蜂蜜预防过敏的机制在于其中含有微量的蜂毒。蜂毒是蜜蜂体内的一种液体，在临床上被用于支气管哮喘等过敏性疾病的治疗。此外，蜂蜜里还含有一定的花粉粒，常喝蜂蜜可以对花粉过敏产生一定的抵抗能力。

(2) 胡萝卜：胡萝卜中的 β-胡萝卜素能有效预防花粉过敏症、过敏性皮炎等过敏反应。

(3) 金针菇：金针菇有利于排出体内的重金属离子和代谢产生的毒素、废物，有效增强机体活力。金针菇菌柄中含有一种蛋白，可以抑制哮喘、鼻炎、湿疹等过敏病症，健康人也可以通过吃金针菇来增强免疫功能。

(4) 大枣：大枣中含有大量抗过敏物质——环磷腺苷，可阻止过敏反应的发生。凡有过敏症状的患者，可以经常服用大枣。

(5) 红豆：祛湿清热，利水解毒。而红小豆含有丰富的 B 族维生素和铁质，还含有蛋白质、脂肪、糖类、钙、磷、尼克酸等成分，具有清热利尿、祛湿排毒的作用。适合湿热型荨麻疹人服用。

(6) 生姜：生姜富含抗氧化剂姜辣素，有助于增强人体免疫力，防止多种疾病。生姜能有效缓解因换季而引发的各种毛病。

2. 草药　以祛风活血的药物为主。主要有黄芪、白术、荆芥、防风、蝉蜕、乌梅、益母草、当归、生地黄、牡丹皮等。

(1) 黄芪：黄芪味甘性微温。归肺、脾、肝、肾经，具有很好的提高人体免疫力的功效。过敏体质的人大多气虚为主。黄芪补气固表，托疮生肌。主治体虚自汗，久泻，脱肛，子宫脱垂，疮口久不愈合。生用黄芪，有益气固表、利水消肿、脱毒、生肌的功效，适用于自汗、盗汗、血痹、浮肿、痈疽不溃或溃久不敛等症。蜜炙黄芪有补气、养血、益中功效，适用于内伤劳倦、脾虚泄泻。

(2) 乌梅：止血。乌梅炒炭可疗便血、崩漏属虚证。能安蛔止腹痛，能活血止瘀痛。乌梅酸涩收敛，能敛肺止咳而用于肺虚久咳少痰或干咳无痰之症，常配半夏、杏仁等。乌梅能涩肠止泻痢，可用于脾虚久泻、久痢或大肠滑泻不止甚至脱肛不收。乌梅的酸味可刺激唾液分泌，生津止渴。常用来治疗口渴多饮的消渴（如糖尿病）及热病口渴、咽干等。夏天可用乌梅煎汤作饮品，能去

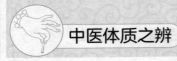

暑解渴。用于过敏性咳嗽、哮喘，尤其是小儿咳嗽，效果明显。

(3) 防风：祛风解表，胜湿止痛，止痉定搐。治疗外感表证，风疹瘙痒，风湿痹痛，破伤风。用于感冒头痛、风疹瘙痒。治风疹瘙痒，多配伍苦参、荆芥、当归等。

(4) 辛夷：散风寒；通鼻窍。用于风寒头痛，鼻塞，鼻渊，鼻流浊涕。主要用于治疗过敏性鼻炎的鼻塞、流涕、喷嚏。

(5) 当归：养血活血祛风，治疗血虚风燥的皮肤瘙痒等症状。

3. 药方及中成药　方剂主要以益气固表、养血祛风、清热利湿等为组方原则。常用的有玉屏风散、消风散、过敏煎等。

(1) 玉屏风散：祛风固表，补气，增强人体免疫力。用于表虚不固、汗出等。用于普通虚性皮肤过敏为主。

(2) 消风散：具有疏风除湿、清热养血之功效。主治风疹、湿疹。皮肤瘙痒，疹出色红，或遍身云片斑点，抓破后渗出津水，苔白或黄，脉浮数。临床常用于治疗急性荨麻疹、湿疹、过敏性皮炎、稻田性皮炎、药物性皮炎、神经性皮炎等属于风热或风湿所致者。与普通寒湿不同，此方特点在于热。

(3) 过敏煎：防风、银柴胡、乌梅、五味子、甘草各10克。解表和里。主治过敏性鼻炎、荨麻疹。本方可用于变态反应性疾病。有报道用本方加味治疗过敏性鼻炎、荨麻疹、紫癜、过敏性咳喘等都有较好疗效。

4. 穴位

(1) 血海：在大腿内侧，髌底内侧端上2寸，当股四头肌内侧头的隆起处；屈膝取穴。坐在椅子上，将腿绷直，在膝盖侧会出现一个凹陷的地方，在凹陷的上方有一块隆起的肌肉，肌肉的顶端就是血海穴。"治风先治血，血行风自灭"。治疗荨麻疹及各种过敏、风象的疾病，血海的活血作用是不容忽视的。可以按揉、针刺、拔罐、艾灸、刮痧。但不可过重，皮肤敏感的人刮痧容易破损。

(2) 膈俞：位于第7胸椎棘突下，旁开1.5寸。血会膈俞，同样是活血化瘀祛风的穴位，适合刮痧、拔罐或放血。

(3) 足三里：外膝眼下3寸，胫骨旁开一横指。足三里是人体补气大穴，也是提高免疫力的显效穴位。艾灸足三里适合风、寒、湿的过敏。

(4) 风门：祛风的主要穴位之一，也是冬病夏治的主要穴位，适合过敏性鼻炎、过敏性哮喘等过敏性呼吸系统疾病。此处做三伏敷贴或加电极，可以治疗秋冬寒冷时候发作的哮喘、鼻炎等。

(5) 迎香：通鼻窍的主要穴位，速效。在鼻塞的时候，用力点按此处，可以很快让鼻子通气。

5. 药膳

(1) 苁蓉金樱羊肉粥

材料：肉苁蓉15克，金樱子15克，精羊肉100克，粳米100克，细盐少许，葱白2根，生姜3片。

做法：先将肉苁蓉、金樱子水煎，去渣取汁，入羊肉、粳米同煮粥，待熟时，入盐、生姜、葱白稍煮即可。

功效：增强体质，提高免疫力，改善身体状态。

(2) 四汁饮

原料：鲜马齿苋汁、鲜藕汁、鲜柏叶汁、鲜茅根汁。

做法：适量调服。

功效：适宜于过敏性紫癜血热症。

(3) 黄芪粥

原料：黄芪10克，粳米100克，白糖少许。

做法：黄芪先炖半小时，取汁，再煮粳米，共同成粥，加入白糖调味。

功效：健脾补肺，益气升阳。治疗脾胃不足，卫表不固的荨麻疹、咳嗽气喘。增强人体免疫力。

(4) 葱白大枣鸡肉粥

材料：粳米100克，大枣（去核）10枚，连骨鸡肉100克。

做法：分别洗净，姜切片，香菜、葱切末。锅内加水适量，放入鸡肉、姜片大火煮开。然后，放入粳米、大枣熬45分钟左右。最后，加入葱白、香菜，调味。

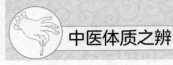

功效：可用于过敏性鼻炎见鼻塞、喷嚏、流清涕。

(5) 固表粥

材料：乌梅 15 克，黄芪 20 克，当归 12 克。

做法：放砂锅中加水煎开，再用小火慢煎成浓汁，倒掉浓汁后，再加水煎开后取汁，用汁煮粳米 100 克成粥，加冰糖趁热食用。

功效：可养血消风，扶正固表。

(6) 牛奶藕粉

材料：牛奶、藕粉（或淀粉）各 1 大匙。

做法：藕粉、牛奶各 1 大匙一起放入锅内，均匀混合后用微火煮，边煮边搅拌，直到呈透明糊状为止。

功效：此食谱适合过敏体质的宝宝食用。

(7) 翡翠山药

材料：山药 100 克，芥蓝 25 克，黑木耳 10 克，枸杞子 5 克，植物油、白醋、盐、姜末各适量。

做法：山药刮去外皮，洗净，切片；芥蓝洗净，斜刀切段；黑木耳温水泡开，洗净；枸杞子洗净。锅内倒入植物油烧热，放入姜末略炒，放入黑木耳、芥蓝段翻炒 3 分钟，然后放入山药片、枸杞子，加入适量白醋、盐调味，翻炒至全部材料熟即可。

功效：平补气阴，健脾开胃，增强体质。

(8) 扁鹊三豆饮

材料：红豆、绿豆、黑豆各 50 克，冰糖适量。

做法：三种豆洗净，用开水浸泡 30 ～ 60 分钟，将三豆及泡豆的水放入砂锅，补足清水，大火烧开，小火煮到豆烂，加入冰糖煮到溶化即可。

功效：提高免疫力，改善体质。

(9) 玉屏风粥

材料：黄芪 15 ～ 30 克，白术 12 克，防风 6 克，粳米 100 克，白糖适量。

做法：将上药加水煎煮，取汁去渣，再加入粳米一并煮粥，加白糖少许即可。

功效：益气健脾，固表止汗。适用于表虚自汗及虚入易感风邪者。

6. 运动　过敏体质多由禀赋不足、后天损伤失养所致，可以通过运动的方式加强气血循环，增进免疫力，改善过敏体质。过敏体质的人可以针对自身特点选择锻炼方式。如对花粉、柳絮等植物过敏者，应避免在野外、公园长时间运动和逗留；有过敏性鼻炎的人，不宜在冬季进行户外锻炼等。要加强身体锻炼，运动时要顺应四时变化，以适寒温。强壮体魄是增加改善免疫功能的重要手段，随着运动身体抵抗力逐渐增强，体质逐渐改善。避免汗湿沾衣，遇到风吹则容易诱发荨麻疹。应有专门的运动衣，运动完毕后及时更换衣服。儿童若有过敏性哮喘，则不宜剧烈运动，避免哮喘急性发作而危及生命。由于体质特点，过敏体质的人应以室内运动为主，如瑜伽、气功、健身器械、健身操等。如过敏原明确，在不接触过敏原的前提下也可做户外锻炼。

7. 起居　居住环境对特禀体质尤为重要。许多特禀体质者的皮肤过敏症状的发生与家庭装修密切相关。尘螨是诱发哮喘、过敏性鼻炎和湿疹等过敏性疾病的重要过敏原。尘螨无处不在，床上用品、地毯、毛绒玩具、窗帘、毛巾、布艺沙发等都有它们的存在，应及时清洗，阳光下晒被褥床单，并保持居住环境的干燥。一些装饰材料，如新家具、地板漆所挥发的油漆味、粉刷墙壁的涂料味、黏合剂、某些化学装饰材料、胶合板等挥发的异味和有毒物质可诱发呼吸道疾病和皮肤过敏。尽可能简单装修，选择能够提供质量保证的装修公司，避免过多的装饰、装修及购买、打造过多的家具。购买装饰、装修材料，要选用符合国家环境标准的室内装饰和装修材料，应选具有卫生合格证书和质量合格证书的正规厂家的产品，认准绿色环保标志。居室装修完成后不应立即迁入，最好通风3个月以上，让家具中的有害气体尽可能挥发；入住后多开门通风，让室内外空气流通，以缓解室内空气污染；也可种植一些大叶绿色植物，选用一些辅助降低室内空气污染的产品，如有害气体吸附器、家具吸附宝等。

花粉过敏的人春季应减少户外活动，少去花草树木茂盛的地方，要避免接触会引起过敏的花粉；如果已经引发了过敏，一定要检查是对何种花粉过敏，然后对症治疗。

选择护肤品要慎重，不要选择气味太芳香的产品，因其所含香料大多容易引起过敏。含乙醇和果酸成分的产品也要慎用，因其对皮肤刺激大，对敏感性肌肤者无疑是雪上加霜。不要使用专门的深层清洁磨砂膏和去角质霜，这些都可能会加重过敏。

贴身衣料要选择舒适、柔软、透气的材质，减少皮肤过敏。床单、被罩的材质同样重要，选择羽绒被可以避免潮湿，但若对毛发过敏，则不能选择羽绒被。天竺棉、水洗棉等都是透气、柔软、舒适度良好的材质。

起居应有规律，保持充足睡眠，增加一些日常体育活动，每天定时排便，保持排便通畅，防止毒素蓄积体内。

8. 情志　情志对人体的免疫力有极大影响。心情不好的人容易感冒，抵抗力差，压力大的人也很容易生病。特禀体质的过敏现象本身就与免疫系统功能有关，所以身上的皮疹不只与外界过敏因素相关，还与压力大有关。心情舒畅的话，生活也就平稳许多。而且除了身体上的过敏，心理多少也会有点"过敏"，情绪波动比较明显。过敏的突发症状和皮肤瘙痒是持续的精神刺激，扰人心绪。过敏时出现的鼻塞、呼吸不畅，每一口呼吸都很难受，有时还会影响睡眠。特禀体质的人很可能被这些症状所扰乱，烦躁不安。所以，特禀体质的人切不可急躁、恼怒，因为这些不良情绪特别容易影响身体的内分泌系统，造成免疫功能下降，从而引发各种疾病。我们常说，"若想身无病，心情要平静。"不能因为皮肤过敏，治疗心切而乱用药。

附　中医偏颇体质与易感疾病

体质类型	易感疾病
气虚质	感冒；内脏下垂比如胃下垂等；肥胖；排泄不适度（自汗、尿多、大便多而溏烂、月经崩漏、白带过多）；慢性盆腔炎等
阴虚质	结核病；失眠；便秘；肿瘤；月经周期短；个别人虽然不胖却也患高血压；高血脂；糖尿病等
阳虚质	肥胖；骨质疏松；痹病（关节痛、风湿性关节炎、类风湿关节炎）；水肿；痛经；月经延后；闭经；性功能低下；性冷淡等
痰湿质	肥胖；高血压；糖尿病；高脂血症；月经延后、量少；白带过多等
湿热质	皮肤病（脂溢性皮炎、酒渣鼻、痤疮、毛囊炎、疥疮肿毒、体癣、股癣、脚癣）；泌尿生殖系统病（膀胱炎、尿道炎、肾盂肾炎、盆腔炎、宫颈炎、阴道炎）；肝胆系统病（携带肝炎病毒、急性黄疸型肝炎、胆结石）等
血瘀质	肥胖并发症（肥胖并引起高血压、中风、冠心病、痛风、糖尿病等）；消瘦；肿瘤；月经不调；抑郁症等
气郁质	抑郁症；失眠；月经不调（周期紊乱为主）；偏头痛；慢性咽喉炎（咽部异物感）等
特禀质	皮肤病（瘙痒、脱屑、发红、灼痛、溃破、疮疡疖肿、荨麻疹）；咽痒、目涩难睁、紫癜；呼吸窘迫、心动过速、哮喘、昏厥等急危重症状；流行性感冒、病毒性疾病等

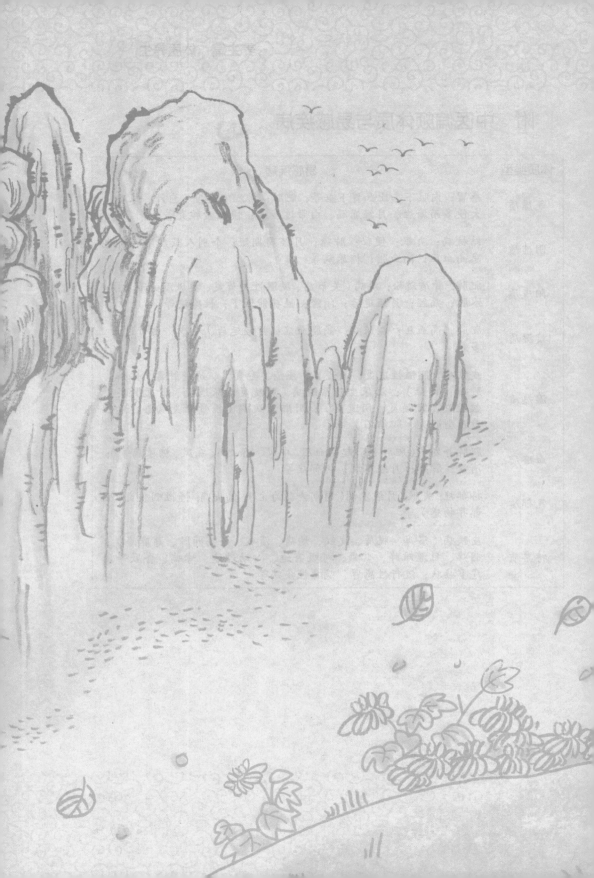